# HYGIÈNE

## MORALE

[illegible]

## APPLICATION DE LA PHYSIOLOGIE

## A LA MORALE ET A L'ÉDUCATION

[illegible]

# HYGIÈNE MORALE

OU

## APPLICATION DE LA PHYSIOLOGIE

### A LA MORALE ET A L'ÉDUCATION.

## OUVRAGES DU MÊME AUTEUR.

**TRAITÉ DE LA DUODÉNITE.** Deuxième édition. *Sous presse.*

**DE LA GYMNASTIQUE**, considérée comme moyen thérapeutique et hygiénique. Paris, 1827, in-8. 1 fr.

**ATLAS HISTORIQUE ET BIBLIOGRAPHIQUE DE LA MÉDECINE**, ou Histoire de la médecine, composé de tableaux sur l'histoire des différentes branches de la médecine. Paris, 1834, in-folio. 8 fr.

PARIS.— IMPRIMERIE DE BOURGOGNE ET MARTINET,
RUE JACOB, 30.

# HYGIÈNE
## MORALE,

OU

## APPLICATION DE LA PHYSIOLOGIE

## A LA MORALE ET A L'ÉDUCATION,

PAR

**Casimir BROUSSAIS,**

DOCTEUR EN MÉDECINE,
MÉDECIN ORDINAIRE ET PROFESSEUR A L'HÔPITAL MILITAIRE
DE PERFECTIONNEMENT DU VAL-DE-GRACE,
AGRÉGÉ PRÈS LA FACULTÉ DE MÉDECINE DE PARIS,
Membre de plusieurs Sociétés savantes.

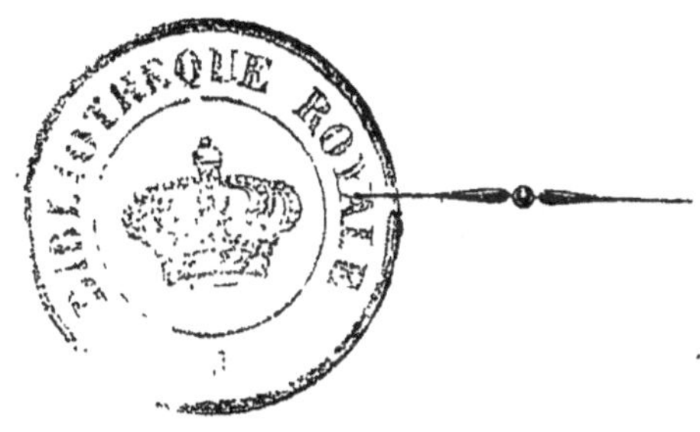


PARIS,
CHEZ J. B. BAILLIÈRE,
Libraire de l'Académie royale de Médecine,
RUE DE L'ÉCOLE-DE-MÉDECINE, 13 BIS.
A LONDRES, MÊME MAISON, 219, REGENT STREET.
1837.

# BUT ET ENSEIGNEMENT

# DE L'HYGIÈNE.

L'Hygiène est cette branche des connaissances médicales qui peut et doit contribuer le plus efficacement à l'amélioration de l'homme, car c'est à elle qu'il appartient de poser les règles suivant lesquelles l'homme doit réagir contre les influences dont il est sans cesse entouré, influences par lesquelles il vit, et aussi par lesquelles il meurt. Physiques ou morales, ces influences modifient l'organisme humain, et tantôt en maintiennent, tantôt en dérangent l'équilibre ; elles sont donc nécessairement du ressort de l'hygiène. Quoi de plus variable en effet que la vie de l'homme? c'est un haut et un bas continuel, c'est du calme et de la fièvre, c'est du plaisir et de la peine ; c'est tantôt un mouvement d'expansion, tantôt un de concentration ; c'est une oscillation continuelle entre le plus et le moins, entre le trop et le trop peu.

Par exemple, en physique, le corps de l'homme est sans cesse en action, pour se maintenir à une température uniforme, malgré le froid extérieur qui lui soutire de son calorique propre, et tend à ralentir son mouvement vital, ou, malgré la chaleur qui l'excite, et tend à précipiter ses actes fonctionnels. Au moral, ses facultés intellectuelles ne s'exercent pas deux instants de suite avec le même degré d'énergie; et combien de fois sa raison n'est-elle point en lutte avec ses passions, ou ses passions entre elles! et combien d'influences physiques, combien de causes morales ne viennent-elles pas l'agiter, le troubler, le bouleverser! On voit quelquefois régner le calme sur l'Océan; il ne lui est pas permis d'exister dans l'organisme humain.

Et cependant l'homme ne saurait se soustraire à toutes les influences; si la moindre particule de cet univers est modifiée par le grand tout, contre lequel elle réagit à son tour ; combien l'homme, cet organisme si compliqué, n'entretient-il pas des rapports plus multipliés avec ce qui l'entoure !

Diriger cette réaction de l'homme, tel est le but de l'Hygiène.

Pour l'atteindre, il faut deux sortes de connaissances préalables :

1° Celle de l'homme,

2° Celle de ses modificateurs.

L'Hygiène s'appuie donc, d'un côté, sur l'anatomie et la physiologie ; de l'autre, sur les sciences naturelles, physiques, chimiques, etc. ; et, considérant toujours l'homme en rapport avec ses modificateurs, elle saisit le moment où il dévie de cette ligne droite qui constitue le développement régulier de son activité, et l'accomplissement harmonique de ses fonctions instinctives, morales et intellectuelles; c'est elle qui lui montre où conduisent ces écarts dangereux, et qui lui apprend à rentrer dans la bonne voie.

C'est à l'Hygiène qu'il appartient de déterminer les vrais besoins de l'homme, et dans quelle mesure il doit satisfaire à chacun d'eux, de manière à n'en sacrifier aucun; car leur existence fait leur droit et le devoir de chacun est de respecter les autres.

C'est ici que nous commençons à nous éloigner de certaines idées assez généralement répandues. Ainsi on admettra bien que toute éducation, toute morale, se fonde sur la connaissance des vrais besoins de l'homme; mais on partagera ces besoins en deux classes, dont l'une inférieure et l'autre supérieure; la première n'ayant rapport qu'aux besoins matériels et tout-à-fait du domaine de l'hygiéniste; la seconde comprenant tous les besoins spirituels ou moraux, et exclusivement propre au législateur, au moraliste. Dès lors, dira-t-on, l'Hygiène ne s'occupe que de la partie matérielle de la vie de l'homme, et nous l'abandonnons volontiers aux médecins, aux physiologistes; mais nous autres, philosophes et gouvernants, nous nous emparons de l'autre, et nous la traitons d'un tout autre point de vue.

Voilà le mal.

Voudrait-on bien me dire quel est le seul, l'unique besoin moral qui pourrait se passer, pour s'exprimer, de l'organisation dite matérielle? Je voudrais bien savoir quelle est la faculté, quelque abstraite qu'elle puisse être, qui pourrait se développer sans cerveau! Et si l'organisation est une nécessité d'existence pour tout ce qu'il y a de plus spirituel en l'homme, croyez-vous qu'il soit indifférent, pour celui qui veut diriger la conduite de l'homme, d'en tenir compte ou de la dédaigner? Si ces besoins intellectuels se rattachent si étroitement à cette organisation, qu'ils se développent avec elle; que, partageant inévitablement son sort, ils soient frappés des mêmes imperfections qu'elle, se dérangent quand elle est malade, et périssent encore avec elle; qui pourrait se vanter de connaître ces besoins, s'il est étranger à la science de l'organisation?

Ainsi disparaît, devant un examen approfondi, cette limite qui paraissait si tranchée entre le physique et le moral de l'homme; ainsi nous voilà forcément ramenés sur les confins de l'un et de l'autre, et nous restons convaincus que, puisqu'il est impossible de séparer l'un de l'autre, on ne peut régulariser l'un sans l'autre.

Quant au moyen d'arriver à la découverte des lois qui doivent régir cette activité, il consiste, ainsi que nous le démontrerons au long dans la première partie de ce travail, à faire l'histoire de cette activité, c'est-à-dire des facultés qui expriment les différents besoins de l'homme. Nous osons affirmer que toute science qui n'est pas historique, c'est-à-dire qui ne fait pas l'histoire du sujet dont elle s'occupe depuis son origine jusqu'à sa fin, est purement arbitraire, conventionnelle, et le plus souvent erronée. L'histoire exacte d'un phénomène peut seule nous le faire connaître; mais l'histoire qui nous le montre à sa naissance, dans ses développements et dans son mode ou ses différents modes de terminaison, quand nous savons cette histoire, nous connaissons à fond le phénomène, c'est-à-dire que nous le connaissons, non pas seulement sous le rapport descriptif, mais encore dans les lois de son existence, c'est-à-dire dans tout ce qu'il a de plus intime, et dans ce qui intéresse le plus l'homme qui veut agir sur la nature et sur les autres hommes pour être utile à l'humanité.

Qu'elle est belle la mission de l'Hygiène, quand elle comprend l'homme dans toute sa grandeur, dans toute sa noblesse, mais aussi dans toute sa vérité!

Elle s'adresse au médecin et lui dit : les mêmes influences font vivre et mourir l'homme, et toutes les causes des maladies se retrouvent dans l'histoire des modificateurs des fonctions. Le médecin qui ignore comment l'homme sait résister au froid, ne pourra rien comprendre aux maladies occasionnées par ce funeste agent. Celui qui n'a pas constaté comment l'organisation était si diversement modifiée par les différentes espèces d'aliments, ne verra que mystères dans les maladies engendrées par l'intempérance, la gourmandise et l'ivrognerie. Mais à quoi bon poursuivre cette énumération ? est-il une seule infirmité humaine qui puisse être dite entièrement spontanée, même parmi celles dont les causes échappent à nos sens ? Il n'y a pas plus de maladies spontanées que de maladies envoyées par la colère du ciel; et lorsque nous ne pouvons pas trouver de causes, il faut avouer notre ignorance, et non pas accuser la nature d'un effet sans cause, c'est-à-dire de l'impossible. Ainsi, l'Hygiène sert le médecin en lui faisant connaître l'origine des maladies.

Elle va plus loin encore, elle l'aide à résoudre le problème de leur durée, car ce sont encore les mêmes influences ou des influences analogues qui entretiennent le mal une fois développé.

Enfin l'Hygiène ne quitte le médecin qu'après lui avoir appris que c'est encore à ces mêmes modificateurs de la vie qu'il faut qu'il s'adresse pour guérir, car leur direction convenable sera souvent plus puissante (1) que les médicaments les plus héroïques, et dans tous les cas elle devra en seconder l'emploi.

Tels sont les services que l'Hygiène rend à la médecine, dans ses questions d'étiologie, de pathologie et de thérapeutique (causes, marche, traitement des maladies).

Mais ici ne finit pas son rôle; elle fournit à l'éducation ses principes les plus sûrs; car elle lui dit : le caractère de l'enfant, ainsi que celui de l'homme, est comme la résultante de tous ses besoins, plus ou

(1) Celse a écrit *optima medicina est non uti medicina :* la meilleure des médecines est celle qui se passe de médecine.

Et l'École de Salerne a dit en vers :

Si tibi deficiant medici, medici tibi fiant
Hæc tria : mens hilaris, requies moderata, diæta.

A défaut de médecins, prends pour médecins trois choses : gaieté d'esprit, diète et repos modéré.

moins énergiquement exprimés les uns que les autres; et l'éducation doit enseigner le bien qui résulte, pour l'ensemble, de la satisfaction de chacun d'eux dans de justes limites. Pour cela, il faut qu'elle les connaisse, qu'elle sache quel est leur but primitif, comment ils naissent, comment ils grandissent, comment ils dévient de leur marche régulière, soit qu'ils n'atteignent pas le but, soit qu'ils le dépassent, soit qu'ils passent à côté; car il est temps de ne plus traiter l'homme comme un être abstrait, ne s'adressant qu'à son intelligence comme s'il n'était pas aussi un être instinctif et sensible, long-temps sensible et instinctif avant de devenir raisonnable, et mû beaucoup plus souvent par ses besoins de première nécessité, ou par ses sentiments et ses affections, que par son intelligence.

Quoi de plus noble et de plus relevé que cette intervention de l'Hygiène dans l'éducation? ne manquerait-elle pas à sa mission si elle ne répondait point à ce besoin de connaissances positives qui s'y fait si vivement sentir? Si vous ne lui reconnaissez pas encore cette mission, attendez qu'elle ait rendu de signalés services ; attendez, puisque vous voulez vous laisser traîner à la remorque, attendez que des hommes plus avides de progrès aient obtenu d'elle d'étonnants résultats ; alors vous reconnaîtrez son empire; ce sera un fait d'abord, puis ce sera une loi; car si c'est d'une vérité utile qu'il s'agit ici, il est impossible qu'elle reste longtemps stérile, et ce n'est pas en vain que nous nous dévouons à sa propagation.

Oui, tôt ou tard, l'enseignement de l'Hygiène sera le complément de l'éducation publique, tôt ou tard, aux efforts que font en particulier certains hommes pour propager quelques notions d'hygiène dans la société, succèdera un plan régulier dont l'adoption ne sera que la consécration de ces efforts partiels.

Mais pour obtenir ce succès, il faut que l'Hygiène soit comprise de haut. En effet, ce serait peu de chose, si elle se bornait à donner des règles de direction pour la vie animale; elle rétrécirait volontairement sa sphère. Qu'elle commence par exposer les effets physiques d'une vie irrégulière, rien de mieux; ce sera débuter par des vérités de fait, palpables et d'une évidence forcée; mais l'Hygiène doit s'élever de là jusqu'à ce qu'il y a de plus sublime dans l'homme. C'est le moment de montrer les rapports de cette science avec la morale.

Comment l'Hygiène n'embrasserait-elle pas en même temps l'éducation physique et l'éducation morale, puisque c'est à elle que revient de droit toute question relative aux rapports du physique et du moral de l'homme; puisque c'est elle, elle seule qui connaît les véritables conditions d'organisation nécessaires à l'exercice des fonctions instinctives, morales et intellectuelles? Que seraient les principes moraux qui ne tiendraient pas compte de ces conditions d'organisation? Ils ne produiraient qu'une morale abstraite, bonne pour les méditations du cabinet et non pour la pratique. L'étroite liaison qui existe entre l'hygiène et la morale est tellement évidente, que je ne conçois pas qu'une fois exposée, elle puisse jamais être méconnue.

Les principes les plus élevés du devoir et

du dévouement doivent trouver dans l'organisation leur justification, et par conséquent la raison de leur existence, sans quoi l'instrument ne serait pas conforme au but qu'il s'agit d'atteindre. Si la physiologie a été sur ce point presque toujours en désaccord avec la morale, c'est qu'elle ne connaissait l'homme qu'à demi; il appartenait à notre siècle, en créant la physiologie du cerveau, de combler cette immense lacune et de compléter ainsi l'histoire de l'homme. La Phrénologie s'est élevée jusqu'à la philosophie pour la reconstruire sur des bases plus stables que celles sur lesquelles elle avait été jusque là assise; c'est à la philosophie maintenant d'apprendre la physiologie pour porter dans ses études l'esprit de sa méthode. Le mariage est aujourd'hui forcé entre ces deux branches des connaissances humaines, et la stérilité attend désormais ceux qui prétendraient encore se soustraire à cette heureuse alliance.

Il doit être suffisamment démontré que l'Hygiène, loin de se borner à porter secours à la médecine, étend son influence jusque sur l'éducation, jusque sur les sciences morales au sein desquelles nous venons de la voir profondément pénétrer.

C'est encore elle que nous allons retrouver au milieu de la société, exigeant de l'économie politique qu'elle se conforme religieusement à ses principes. De toutes les théories de cette science, depuis les écoles de Quesnay et de Smith, jusqu'à celles de Malthus, de Say, de Ricardo, quelle est celle qui, infidèle à son origine (1), ait eu

(1) On sait que le premier économiste, Quesnay, était médecin.

l'idée de dédaigner l'homme physiologique? Toutes ont tenu compte ou du moins ont cherché à tenir compte des besoins de l'homme, mais à toutes il manquait une connaissance complète de l'homme, car cette connaissance était impossible avant Gall. En effet, si c'est la propriété qui fait la base de votre doctrine, il faut que vous sachiez par suite de quels besoins innés, fondamentaux, l'homme s'attache à la propriété; si c'est le travail, il vous faut connaître toutes les directions suivant lesquelles peut et doit se développer l'activité humaine; si ce sont les besoins des populations, il faut que vous soyez convaincu de l'exigence des besoins physiologiques et que vous puissiez indiquer les moyens de les réprimer. Dans tous les cas, vous n'établirez rien de stable, si vous ignorez la hiérarchie des différents besoins ; comment tous sont nécessaires, mais comment ceux-ci, aveugles, doivent être dirigés, comment ceux-là, éclairés, doivent guider les premiers sans leur nuire, sans les sacrifier.

C'est à l'Hygiène que l'économie politique demandera ces notions fondamentales ; c'est elle encore qui prêtera souvent son secours à la société dans son organisation intérieure. C'est ainsi que nous verrons les observations sur les lois de mortalité et de viabilité aux différents âges, sur l'influence des différentes professions, des établissements insalubres et dangereux, des modes de construction pour les édifices publics et particuliers, etc., servir à résoudre une infinité de problèmes, à régler une infinité de plans d'association. Et la police médicale ne s'empare-t-elle pas de la science de l'Hygiène pour exercer sa surveillance sur la vente des aliments et des boissons; pour établir ses cordons prétendus sanitaires, et toutes les quarantaines, si préjudiciables au commerce?

Déjà, pourrait-on demander, de quoi donc ne s'occupe pas l'hygiène? et cependant je n'ai point parlé de l'obligation, pour le législateur, de connaître les besoins réels de l'homme, tels que les enseigne l'Hygiène. Croyez-vous que telle loi écrite qui serait contraire à un besoin naturel de l'homme, ou qui en sacrifierait plusieurs à un seul, qui violerait enfin l'harmonie des fonctions, croyez-vous que cette loi serait bonne, qu'elle serait respectée, qu'elle pourrait se soutenir long-temps, et que la violence qu'elle oserait faire à la nature humaine, n'entraînerait pas tôt ou tard à la désobéissance?

Je me garderai bien d'entrer sur le terrain brûlant de la politique et de faire des applications, car je désire que ce livre soit considéré uniquement comme une œuvre de science; mais chacun pourra faire de ces applications comme il l'entendra; quant à nous, nous nous bornerons à poser pour principe que toute loi, alors qu'elle vient apporter des restrictions au déploiement d'une faculté, doit toujours respecter l'ensemble des besoins instinctifs, moraux et intellectuels; car les droits et les devoirs du souverain envers la société, sont ceux de chaque faculté vis-à-vis des autres facultés; chacune a droit de se développer et son devoir est de respecter le développement des autres.

Du point de vue élevé où nous sommes arrivés, l'Hygiène nous apparaît comme une vaste science, comme un immense ensemble de connaissances dont toutes les parties s'enchaînent et se lient, se rattachant à quelques faits primordiaux, les besoins de l'organisme vivant, et qui trouve partout, à tout moment, des occasions de se rendre utile dans l'application.

Il ne nous reste plus, maintenant que nous en comprenons l'importance, qu'à exposer suivant quels principes elle doit être enseignée.

Pour trouver ces principes, rappelons-nous son point de départ. Nous avons vu que c'était, d'un côté, l'organisation, de l'autre, le monde extérieur ou les modificateurs. L'organisation, c'est-à-dire l'anatomie et la physiologie; les modificateurs, c'est-à-dire les sciences naturelles et spécialement la physique et la chimie : voilà les connaissances que l'Hygiène suppose; qu'elle suppose et non pas qu'elle enseigne; mais c'est ici l'écueil où presque tous les enseignements ont échoué. Ou c'était de la physiologie, ou c'était de la physique; l'histoire des fonctions ou celle des agents qui les modifient, ou c'était l'une et l'autre; tandis que ce qu'il faut, c'est le rapport de l'une avec l'autre, des modificateurs avec l'organisation.

L'Hygiène doit emprunter à la physiologie et aux sciences physiques leurs notions fondamentales pour en partir comme d'axiomes. Développons cette idée.

L'Hygiène n'a pas à décrire le mécanisme des fonctions, elle doit seulement montrer dans quelles limites leur exercice varie; tandis que la physiologie avait donné une sorte de type abstrait de la fonction, l'Hygiène, revenant à la réalité, fait voir comment, au milieu des influences dont l'homme est sans cesse environné, l'exercice de cette fonction s'accélère ou se ralentit suivant les circonstances, et reste rarement deux instants de suite dans la même mesure. Par exemple, s'il s'agit de la circulation du sang, le physiologiste nous apprend quel cours suit le sang dans les vaisseaux, quels sont les mobiles de cette fonction, les conditions organiques nécessaires pour qu'elle ait lieu, et combien de battements de cœur et de pulsations ont lieu par minute. L'Hygiène au contraire, qui suppose que vous savez tout cela, s'applique à rechercher sous quelles influences ce rhythme régulier vient à changer, afin d'enseigner à l'homme ce qu'il doit faire pour s'écarter le moins possible de cette régularité. Vous voyez qu'il lui est impossible de considérer, comme la physiologie, un seul instant la fonction isolée de son modificateur.

S'agit-il de tel agent physique, de l'électricité, par exemple? eh bien! tandis que la physique s'occupe à nous en faire l'histoire, dans toutes les circonstances possibles de son existence, l'Hygiène, qui suppose connues les lois de son origine et de sa propagation, nous enseigne ses effets sur l'organisation. Ainsi l'Hygiène ne perd jamais de vue ni l'organisation, ni ses modificateurs; il faut qu'elle connaisse ceux-ci comme la première, mais qu'elle n'isole jamais l'histoire de l'une de l'histoire des autres. Voilà qui est bien entendu; mais comment va-t-elle réaliser ces principes dans l'application?

Traitera-t-elle successivement de toutes

les fonctions, en faisant intervenir, à l'occasion de chacune d'elles, tous les agents qui peuvent la modifier? ou bien prendra-t-elle, pour titres de ses chapitres, chacun de ces agents physiques pour le mettre en rapport successivement avec toutes les fonctions? En d'autres termes arborera-t-elle la bannière physiologique ou physique? Et pourquoi l'une ou l'autre, puisque ni l'une ni l'autre ne répond au but de l'Hygiène, la direction de la vie de l'homme ou plutôt de ses rapports avec l'extérieur?

D'ailleurs si vous adoptez la division physiologique, vous faites l'hygiène de chaque fonction, et non celle de l'organisme entier, et vous vous exposez à de nombreuses répétitions, car chaque agent extérieur porte son influence non seulement sur un organe, sur une fonction, mais sur plusieurs organes, sur plusieurs fonctions, et il vous faut, à l'occasion de chaque fonction, revenir sans cesse à la même énumération d'agents extérieurs. Il y a encore un inconvénient réel à ne pas voir d'un même coup d'œil l'action d'un agent quelconque sur l'ensemble de l'organisme : c'est de substituer une vue arbitraire à un phénomène naturel, et à un fait complexe quelque chose d'une simplicité factice. Avec cette méthode, dans quel article traiterez-vous de l'action de l'électricité, du calorique, de la lumière, de l'air? Ce n'est pas une, ce sont toutes les fonctions, ou du moins plusieurs d'entre elles, qui sont à la fois modifiées par ces agents; vous allez donc scinder l'histoire de ces phénomènes et me dire, à l'occasion de la respiration, l'action de l'air sur les poumons; à propos de la peau, son action sur cette enveloppe externe, etc. Mais nous ne m'aurez pas donné une idée vraie de l'influence de l'air sur l'économie ; le tableau que vous m'aurez présenté ne sera pas la représentation fidèle de ce qui se passe dans la nature ; vous aurez manqué votre but.

Tels sont les inconvénients majeurs à baser les principales divisions de l'Hygiène sur la division des fonctions. Quels sont ceux maintenant qui résultent de l'emploi de l'autre méthode?

Si je tire mes divisions des agents physiques, à quelle science les emprunterai-je? Sera-ce à l'astronomie, à la physique, à la chimie, à la botanique, à la zoologie? car chacune de ces sciences fournit quelques uns de ces agents. Mais outre que les classifications diffèrent dans chacune de ces sciences, c'est sortir de mon sujet spécial et manquer mon but, qui est la connaissance des agents physiques, non pas en eux-mêmes, mais dans leurs rapports avec l'organisme. En effet, toute classification doit être en vue du but que l'on veut atteindre, puisque ce n'est qu'un moyen d'y arriver plus sûrement, sans divagation, sans aberration, sans obstacle.

Puisque ces deux méthodes sont mauvaises, cherchons-en une troisième, qui remplisse les conditions que nous voulons réunir. Ne pourrions-nous pas fonder nos divisions, non pas sur celles des sciences physiques ou physiologiques, mais sur les rapports de l'organisme entier avec ses modificateurs? Pour cela prenons successivement tous les modificateurs externes, mais seulement au moment où ils sont mis en rapport avec nous ; une fois ces rapports connus, laissons là leur histoire, elle ne nous est plus nécessaire, elle serait un hors-d'œuvre.

C'est ainsi que nous entendons l'enseignement de l'Hygiène, et nous sommes convaincu que traitée de cette manière, elle sortirait du vague dans lequel on ne la retient que trop souvent à plaisir, et qu'elle produirait les résultats immenses que l'on a droit d'attendre d'elle.

Le sujet spécial que nous traitons dans cet ouvrage, (l'hygiène morale), semble échapper à la méthode que nous venons d'adopter ; mais sa spécialité même justifie le plan que nous avons suivi ; c'est l'hygiène d'un organe, ou plutôt d'un appareil organique, ou plutôt de quelques unes des fonctions pui se rattachent à cet appareil, c'est-à-dire au cerveau, et notre division est conforme à notre but spécial. Certainement celui qui voudrait faire l'hygiène d'un appareil organique comme celui de la vision par exemple, devra subordonner ses classifications à ce but spécial, c'est-à-dire la direction de la fonction de la vue, et non pas à celle de toutes les fonctions de l'organisme. Peu lui importe, par exemple, que la lumière agisse sur la peau, il ne s'occupe pas de ce fait, et il n'étudie la lumière que dans ses effets sur l'œil.

Il en serait de même de l'hygiène de chaque appareil organique; mais autre chose est l'hygiène de chaque fonction en particulier, autre chose celle de toutes les fonctions réunies, c'est-à-dire de l'organisme vivant. Voilà ce que l'on n'a pas toujours compris.

Assez de ces considérations générales sur le but et l'enseignement de l'Hygiène; elles suffisent pour faire comprendre notre pensée; abordons maintenant notre sujet spécial.

---

Chargé, en 1836, de remplacer, à la Faculté de médecine de Paris, dans une partie de son *cours d'hygiène*, le célèbre professeur Desgenettes, alors malade, aujourd'hui enlevé à la science qui perd un de ses plus savants maîtres, et à la médecine militaire qui se glorifiera toujours de l'avoir eu pour chef, j'eus l'occasion d'émettre, pour la première fois publiquement, les idées fondamentales de cet ouvrage. L'accueil qu'elles reçurent me fit penser qu'il pouvait être utile de les rédiger et d'en présenter l'ensemble au public.

Si je ne me fais pas illusion, si ces idées offrent

réellement l'importance qu'elles me semblent avoir, cet ouvrage ne sera qu'un premier pas fait dans une voie toute nouvelle, et le sujet ne manquera certainement pas d'être bientôt traité avec tous les développements qu'il réclame.

---

# INTRODUCTION.

Est-ce ici du *spiritualisme* ou du *matérialisme?* C'est du *physiologisme*.

Le physiologisme est une question de paix qui vient s'interposer entre deux questions de guerre. Il fait cesser toute lutte, ou du moins suspend toute hostilité entre les spiritualistes et les matérialistes, en disant aux uns et aux autres qu'il ne prétend point résoudre la question qui les divise, mais qu'avant d'y arriver il y a toute une science à élever. Il fait ce qu'a fait la physique, ce qu'a fait l'astronomie, ce qu'ont fait toutes les sciences naturelles, qui étudient les phénomènes apparents de la nature pour en déduire les lois de l'existence des corps, en rejetant de leur sphère toutes les questions relatives à la nature intime des choses et aux causes premières. De même, le physiologisme étudie les phénomènes apparents de la vie de l'homme, et en déduit les lois de son existence, laissant de côté les questions relatives à la nature intime de ces phénomènes ou de leur principe.

Niera-t-on qu'en physiologie, en morale, nous puissions observer de la même manière; que nous puissions, par la même méthode, obtenir des résultats aussi satisfaisants, et arriver à des lois ?

L'expérience ne tardera pas à résoudre la question.

Mais, en vérité, où serait donc écrite la loi morale, si ce n'était pas dans l'homme ? Et qui oserait parler plus haut que le langage de l'organisation?

Philosophes spiritualistes et matérialistes, cessez d'épuiser vos forces en stériles discussions ; cessez de plaider pour l'esprit et la matière, marchez progressivement; étudiez d'abord, avec les physiologistes, l'homme tel qu'il se présente à vous; et quand vous l'aurez connu tel qu'il est pour l'observateur, vous aviserez à pousser plus loin vos investigations. Il n'y a pas d'autre logique que celle qui commande de marcher du connu à l'inconnu, de l'homme tel qu'il nous paraît à l'homme tel qu'il est au fond, des organes aux fonctions, de la physiologie à la psychologie. Que si la physiologie ne vous donne pas assez, si elle ne vous explique pas les phénomènes de l'entendement, il sera temps, après l'avoir épuisée, de passer à une autre science, et d'étudier le moral par une autre voie; mais ne laissez pas la physiologie avant d'avoir obtenu d'elle tout ce qu'elle peut vous donner : nous ne vous demandons rien de plus.

Il y aura grand avantage pour vous à ne pas

compliquer vos recherches de questions si propres à diviser les opinions, que celles du spiritualisme et du matérialisme. Faites ainsi votre travail: constituez la *science naturelle* de l'homme, et vous serez étonnés des résultats; car vous pourrez dire à l'homme: Voici la loi de ta conduite, agis suivant cette loi, et tu rempliras dignement la destinée que te commande la constitution humaine.

Voyez l'homme : il présente une organisation complète et régulière, nous le supposons du moins pour le moment; il n'est point malade, il reçoit une, il reçoit plusieurs impressions; il éprouve tel ou tel besoin, et se met en devoir d'y satisfaire par le développement de telle ou telle faculté ; en un mot, il réagit. Eh bien! entre l'impression et la réaction, le physiologisme, pour expliquer celle-ci, n'interpose ni l'immatériel, idée négative, ni la matière, idée abstraite; il place l'observation de l'organisation.

Avec la vie de l'homme commencent ses premiers besoins: il faut qu'il respire, qu'il se nourrisse, qu'il se débarrasse du superflu de la nutrition, et, pour cela, qu'il se mette en mouvement, souvent qu'il combatte et détruise, pour arriver à la possession de ce qui lui est nécessaire. Puis, il affectionne son semblable; il aime ses parents, ses amis, et, plus tard, il ne tardera pas à aimer le sexe opposé; il s'attache aux lieux qui l'ont vu naître. Bientôt il cherche à connaître à fond et en détail cette nature qui l'impressionne incessamment, et il emploie à l'acquisition de ces connaissances ses cinq sens et toutes ses facultés perceptives, depuis celles qui lui enseignent la forme, l'étendue et la pesanteur, jusqu'à celles qui saisissent le coloris, les localités, le temps, les nombres, l'ordre et les tons, ou qui distinguent les individualités, et remémorent les événements passés. Il apprend à construire, il communique avec l'homme par le geste et le langage. Puis, fatigué de cette vie toute extérieure, il rentre en lui-même, sent sa volonté, sa force, sa valeur intrinsèque; consulte l'opinion, et interroge sa conscience. Dans ce moment, il se sent pénétré d'enthousiasme pour ce qui est beau, d'espérance en l'avenir, de croyance à quelque chose d'incompréhensible, de respect pour ce qui lui est supérieur.

Enfin, parvenu là, il revient sur toutes ces impressions, sur tous ces sentiments; il les rapproche, les compare, et s'élève des effets derniers aux causes qui les ont précédés, et, par degrés, de celles-ci jusqu'à la cause première.

Tel est l'homme, telle est sa vie physiologique; telle est la hiérarchie de ses besoins et de ses facultés.

Puisque nous trouvons ces besoins en lui, il faut les respecter.

Qui oserait dire que l'homme a été doué d'un seul besoin inutile, d'une seule faculté immorale? Ce serait le cas de crier au blasphème. En parcourant tous les besoins de l'homme, tous ceux du moins qui nous sont connus, nous montrerons bientôt qu'ils lui ont tous été donnés pour son bien, mais que la règle de leur emploi a été laissée tout entière à son libre arbitre, ou plutôt à son choix éclairé. Si l'homme a des besoins, un certain nombre de besoins, qu'il les connaisse tous, qu'il en découvre le véritable but, et qu'il cherche à atteindre ce but, sans en dévier, sans le dépasser; il aura obéi à sa nature; il aura été moral. Oui! l'homme est moral, quand sa vie n'est que l'accomplissement de la loi de sa nature, de son organisme harmonieux.

Quel beau, quel ravissant spectacle que celui de l'activité humaine contemplée du point de vue physiologique, pour celui qui sait s'élever assez haut au-dessus de l'empire du moment pour apercevoir l'ordre à travers ce désordre apparent, la régularité au milieu du trouble, une loi dans l'anarchie, l'harmonie au sein du chaos!

Ici rien de factice, rien d'emprunté : la vérité toute nue; point de fol orgueil, point de superbe mépris; vous voyez l'homme ce qu'il est, tout ce qu'il est, rien que ce qu'il est; non pas ce qu'il est à tel moment de sa vie, dans telle circonstance, chez tel individu; mais ce qu'il a été progressivement dans la série des siècles comme dans celle de son existence, ce qu'il est actuellement dans le cours de l'humanité. Alors disparaissent toutes les petites choses devant les grandes; alors la fin explique et justifie les moyens; alors les contradictions d'un jour se dissipent devant le résultat dernier; alors toutes les volontés d'un moment, absorbées dans une volonté durable, c'est-à-dire dans une loi, s'évanouissent et laissent briller cette dernière de son sublime éclat; alors naît dans le cœur de l'homme une tolérance éclairée, qui ne pallie pas le mal, qui n'excuse pas le coupable; mais qui, s'élevant au-dessus de lui et le dominant de toute la supériorité de sa position, au lieu de s'abaisser à se venger de lui, cherche la loi qui le régira lui aussi, peut-être à son insu, et lui assignera sa place dans l'accomplissement de la destinée humaine.

« O mon père! pardonnez-leur, car ils ne savent ce qu'ils font, » disait le Christ.

Belles paroles, si mal comprises des hommes, des philosophes, des docteurs de nos jours, des prétendus ministres de Dieu; paroles qui ne supposent point la faiblesse, qui ne commandent point l'impunité, qui, en témoignant d'une grande vérité, éloignent de l'homme la colère qui aveugle, et lui donnent le calme pour juger sans partialité.

Homme, si tu n'es pas heureux, combien ne dois-tu pas t'en accuser toi-même !

Tu te plains d'être la victime des passions de ton semblable et d'être trompé par lui, d'être joué, d'être sacrifié, et tu te dis le point de mire de sa méchanceté. Homme, cesse d'être si vain, cesse de croire que ton semblable n'est quelque chose que par toi ; apprends, et sois plus humble, apprends que tu n'es tout au plus que l'occasion du développement de ses facultés ; qu'il obéit instinctivement à des impressions mal réglées, désordonnées, aveugles, et qu'en te faisant du mal *il ne sait pas ce qu'il fait*, car il ignore qu'il est l'instrument d'une puissance qui le domine à son insu, la première victime de ses passions tyranniques. Et au lieu de te laisser subjuguer par la colère et l'esprit de vengeance, après avoir repoussé le danger, quand le danger se présente, et avoir assuré ton existence, après avoir mis, autant qu'il était en toi, ton ennemi dans l'impossibilité de te nuire, poursuis ta vie régulière et conforme aux lois de la nature humaine, et par là prouve à cet ennemi qu'il n'est pas en son pouvoir de faire de toi un homme aveugle, et esclave de ses passions comme lui.

Cette haute sagesse qui donnera le calme à ton esprit et le bonheur à ton cœur, va la puiser dans l'étude de l'homme, de l'homme tel qu'il a été, tel qu'il est, tel qu'il se présente à toi, avec ses nombreux besoins et ses nombreuses facultés, de l'homme physiologique enfin, et non pas dans celle de l'homme abstrait de certains philosophes, où tu n'apprendrais rien de cette réalité vivante qui frappe le seul physiologiste, digne récompense de ses pénibles travaux.

---

# HYGIÈNE MORALE

OU

## APPLICATION DE LA PHYSIOLOGIE

### A LA MORALE ET A L'ÉDUCATION.

---

# PREMIÈRE PARTIE.

## DE L'HYGIÈNE MORALE EN GÉNÉRAL.

### FAITS GÉNÉRAUX.

J'entends par *hygiène morale* cette partie de l'hygiène qui enseigne à l'homme les droits et les devoirs qui lui impose son organisation et qui dérivent de besoins, de penchants, de sentiments naturels et primitifs. Le but de l'*hygiène* est de diriger les fonctions de l'organisme; celui de l'*hygiène morale* est de diriger les fonctions du cerveau en particulier.

Jusqu'à ce jour, tous ceux qui ont voulu parler morale à l'homme, se sont appuyés ou de l'autorité prétendue de la Divinité, création de leur cerveau, faite à leur image, ou de celle non moins arbitraire de la raison, mot ambitieux qui cache la prétention de gouverner le monde, ou du principe de l'égoïsme enfin, principe faux et démenti par des milliers de consciences.

Aussi qu'est-il arrivé? que l'enseignement moral n'a eu jusqu'à présent rien de fixe et de scientifique. Alors que tout était religion, arts, science, industrie; expression de la civilisation de ces temps primitifs, la morale, fanatique et servile, commandait à l'homme d'agir ou lui défendait l'action, sans daigner lui expliquer le pourquoi. La morale ou plutôt le prêtre son interprète traitait donc l'homme en esclave, dégradait sa nature et avilissait sa dignité d'être intelligent. La civilisation grecque (1) vint ensuite lui parler, ici au nom de la raison, et là au nom de ses sens. C'était progrès, car c'était commencer à rattacher la morale à l'homme : quelques pas de plus peut-être, et une voie nouvelle et vraie était ouverte; mais ce temps n'était pas encore venu; l'humanité était encore trop jeune, trop instinctive, trop passionnée, trop facile à subjuguer, trop peu garantie contre les erreurs, trop inexpérimentée enfin. Ici s'ouvre l'ère du christianisme, qui vient prêcher une morale de bon sens; il devait réussir, il réussit, et l'islamisme et les nombreuses divergences

(1) Voyez, pour ces considérations historiques, mon *Atlas historique de la médecine*, et deux articles sur l'histoire de la médecine en rapport avec l'histoire du monde, dans le *Journal de l'Institut historique*.

du catholicisme, partant fondamentalement des mêmes bases, allèrent répandre sur toute la terre civilisée des vérités morales, utiles et fécondes.

Cependant, l'histoire nous le prouve, tout culte a son temps; et quand ce temps est fini, s'il ne change pas de forme, il périt. Peut-être en est-il arrivé là chez plus d'un peuple moderne. Il faut le dire aussi, la partie morale de plusieurs religions est trop vague, prête à trop d'interprétations opposées, néglige trop une grande partie de nous-mêmes et a le tort de substituer à la véritable raison des devoirs moraux, la crainte superstitieuse des châtiments d'un enfer, ou l'espérance intéressée des jouissances d'un paradis. Si, malgré cette absence d'enseignement moral, scientifique et positif, des individus sont moraux; si les masses atteignent quelquefois de nos jours jusqu'au plus haut degré de moralité, c'est par instinct, par imitation ou par mouvement électrique, plutôt que par intelligence d'une loi nécessaire et naturelle à tous.

Il est bien temps enfin que cette loi soit mise à la portée commune; il est temps que l'on s'adresse au bon sens, si l'on veut être entendu des masses; il est temps que l'on fasse comprendre à l'homme, par ce qu'il est, ce qu'il doit être; car ils sont bien passés pour ne plus revenir, ces temps où la mysticité du langage devait consacrer l'autorité de la parole : la science investigatrice a remplacé la foi aveugle, et la morale a besoin de s'appuyer sur une observation éclairée.

Cependant aux prêtres des dieux ont succédé les apôtres de la raison, non moins despotiques, non moins ambitieux que les premiers. Ce n'est pas l'homme, disent-ils, qui doit régner sur l'homme, c'est la raison, loi suprême de l'humanité, expression de l'intelligence souveraine. Mais cette raison, c'est eux qui en sont les interprètes, eux seuls, supérieurs par leur nature aux autres hommes, envoyés ici-bas pour les instruire et les moraliser ; ils leur imposent despotiquement cette raison. A quoi bon changer ainsi de maître? cette raison, c'est encore un tyran qui veut, sans daigner expliquer les motifs de sa volonté; qui veut parce qu'il veut, qui ne souffre pas d'observation, et qui, infiniment supérieur à la nature humaine, ne saurait s'abaisser jusqu'à compter avec elle, et prétend la dominer toujours et l'anéantir même s'il le juge à propos. Ouvrez les moralistes auxquels nous faisons allusion, et vous verrez que leur *loi* du *devoir* est quelque chose de tout-à-fait inexplicable, qui, purement abstrait, ne dérive ni des besoins de l'homme, ni de sa constitution.

Aussi quel désenchantement à l'application! Cette morale toute abstraite et faite pour un autre monde, reste étrangère à celui-ci ; voulant s'y engager, elle s'y perd, et, dans le moment difficile, laisse l'homme aux prises avec des subtilités que toute la perspicacité de son intelligence ne saurait débrouiller. Et c'est alors que l'on voit ces prétendus philosophes se laisser entraîner à des égarements que repousse et condamne le bon sens le plus vulgaire.

Si je voulais montrer jusqu'où peut aller le sophisme en ce genre, les exemples ne me manqueraient certes pas, même dans nos temps modernes.

Non, la raison abstraite n'est pas plus faite pour commander à l'homme, que la foi crédule et irréfléchie.

Il a en lui, dans sa constitution même, des lois qu'il faut y découvrir, et bien que le dix-huitième siècle ait cru faire cette découverte, la gloire ne lui en appartient pas.

L'école sensualiste du dix-huitième siècle venait de reléguer la religion hors du domaine de la science et de montrer le vide des abstractions. Il lui fallait puiser dans le monde réel ses principes de morale; elle les demanda à l'homme même. Pas immense, qui séparait tout le passé de l'avenir; mais, dans ce trajet périlleux, elle échoua, parce qu'elle ne connaissait pas assez l'homme qu'elle allait interroger. Rétrécissant sa sphère et réduisant à une seule toutes ses facultés, elle ne vit en lui qu'un être dominé par l'instinct de conservation et elle crut pouvoir rapporter à l'amour de soi toutes ses actions. L'égoïsme fut proclamé loi morale. A ces mots, s'éleva un cri de réprobation générale, et tous les cœurs généreux protestèrent contre cette interprétation arbitraire et menteuse de l'activité humaine. C'est en vain que les sophismes furent épuisés par l'école sensualiste pour prouver que l'homme qui meurt pour son semblable sacrifie, à sa dernière heure, encore à l'égoïsme; les répliques furent accablantes et il resta prouvé, sans que l'on sût ni pourquoi, ni comment, que l'homme a d'autres motifs d'action que l'égoïsme.

Tout en protestant, nous aussi, et à plus de titres que qui que ce soit, contre ce système étroit et faux, ne soyons pas ingrats envers lui et n'oublions pas qu'il a eu le mérite de tourner le premier sérieusement ses regards vers l'homme pour lui demander la loi de son existence.

C'est cette voie là même que nous voulons suivre; non plus à l'aventure, arbitrairement, sans guide, sans direction positive, comme les sensualistes, mais en vrais physiologistes, l'homme organique sans cesse sous nos yeux.

L'homme a des devoirs moraux à remplir; mais qui lui enseignera ces devoirs? Est-ce à Dieu qu'il ira les demander? est-ce à la raison? non, c'est à l'homme. Il interrogera l'homme pour connaître ses lois de vie, comme il a interrogé les astres pour apprendre l'admirable mécanisme de leur cours.

La nature crie à l'homme : Observe-moi, si tu veux me connaître ! Et l'homme, après des siècles d'efforts pour deviner sans succès, a fini par où il aurait dû commencer; il a observé ce qui se présentait à lui, et son étonnement a été grand, lorsqu'il a découvert que la loi des phénomènes de la nature était la succession même de ces phénomènes, n'en était que l'expression résumée; que ce qui devait être enfin, c'était ce qui est réellement, non pas seulement ce qui est dans le moment actuel, mais ce qui est dans la série des siècles.

Qu'est-ce que la loi d'attraction de Newton ? C'est l'expression d'un grand fait; c'est ce qui doit être nécessairement; mais c'est ce qui est en effet, ce qui est depuis que l'on observe, ce qui sera tant que les conditions d'existence des mondes persisteront les mêmes; c'en est l'expression la plus résumée, la plus concentrée, la plus exacte, la plus rigoureuse, l'expression mathématique enfin. Que sont les lois de la physique? Encore l'expression des faits. Celles de l'électricité, du son, de la lumière, du magnétisme, de l'hydrostatique, que sont-elles encore? Rien que l'expression résumée des faits. Ce sont encore les faits réduits à leur plus grande simplicité, présentés dans toute leur nudité. En chimie de même, le petit nombre de lois auxquelles on est arrivé ne sont encore que l'expression d'un certain nombre de faits.

Qu'on me dise où le fait n'est pas devenu loi, ou plutôt où la loi n'a pas pris naissance dans le fait?

En politique, n'en a-t-il pas toujours été ainsi? Lisez l'histoire d'un peuple quelconque, celle de la France ou de l'Angleterre si vous voulez, même dans les auteurs qui font jouer un si grand rôle à la Providence et à la raison : vous y verrez que toutes les garanties de la constitution anglaise, avant d'y avoir été écrites, existaient déjà de fait et n'ont été que la consécration de ce fait; ce qui a légitimé ce changement du fait en droit, c'est que le fait était conforme au vrai besoin de l'homme. Quand il est contraire à ce besoin, il n'est point érigé en droit; ou s'il l'a été par quelques circonstances, un autre ne tarde pas à le détruire.

Et d'où vient que l'on n'ait pas songé jusqu'ici à demander au fait de l'existence humaine, la loi de cette existence? C'est, il faut le dire, que cette existence a jusqu'ici été fort mal comprise. C'est que, jusqu'à ces derniers temps, on a fait plutôt le roman que l'histoire de l'homme. Non, la vie de l'homme n'a pas jusqu'ici été réduite à son expression la plus simple, à son résumé le plus rigoureux; n'a pas été présentée dans toute sa significative nudité. On n'avait pas encore débrouillé ce chaos d'actions en apparence si diverses, souvent si contradictoires; on n'avait pas vu, au milieu de cette innombrable quantité de faits qui constituent la vie humaine, un petit nombre de faits qui les résument tous, c'est-à-dire un petit nombre de lois qui en sont l'expression.

L'homme porte avec lui, par le seul fait de son existence, un certain nombre de besoins; sa vie lui est donnée pour les satisfaire. C'est autour de ces besoins qu'il faut grouper ses actions, et nécessairement elles se rapportent toutes à un ou à plusieurs d'entre eux. Voilà ce que nous prouvent l'expérience et l'observation, celles du présent et du passé; mais ce que l'observation et l'expérience nous démontrent encore, c'est que beaucoup de ces actions destinées à satisfaire ces besoins, infidèles à leur mission, ne font que nuire à l'un ou à plusieurs d'entre eux. Ces actions alors ne sont pas l'expression rigoureuse de l'existence humaine, elles n'en représentent qu'un côté, et ne font que confirmer, par leur écart même, la rigueur de la loi.

C'est au physiologiste dégagé de tout préjugé, éclairé des lumières de la phrénologie (1), qu'il ap-

(1) On trouvera souvent, dans le cours de cet ouvrage, les mots physiologie et phrénologie indistinctement employés, parce que cette dernière n'est qu'une partie de la première, et, pour nous, la partie la plus importante.

partient de dire à l'homme ce que c'est que la vie de l'homme, et par conséquent ce qu'elle doit être; ce qu'elle est en réalité, et non ce qu'elle paraît être. Mais ce qu'elle est conformément à ses besoins, c'est ce que le Créateur a voulu qu'elle fût car il a donné à l'homme une organisation, il a attaché à cette organisation certains besoins, il a fait naître dans l'homme l'activité pour les satisfaire. Et l'homme ne chercherait pas à connaître ces besoins! quels ils sont, jusqu'où ils s'étendent; comment ils se lient, s'enchaînent et se soutiennent mutuellement! L'homme a des organes doués de vie, impatients d'action, et il ne saurait pas quels sont ces organes, quelle est l'action qui leur convient, quelle est la direction qui conduit le plus sûrement au but qu'il s'agit d'atteindre! ou bien, dans son fol orgueil, il voudrait connaître les besoins sans avoir idée des organes; deviner l'effet sans remonter à la cause!

Le Créateur a écrit chez l'homme, en traits de chair et d'os, sa loi, sa mission, sa destinée; et l'homme méconnaîtrait ce langage vivant, énergique, impérieux de l'organisme!

Mais, encore une fois, ou l'organisme est un mensonge du Créateur, ou c'est l'expression de sa suprême intelligence et de sa volonté, si toutefois il est permis, abaissant Dieu jusqu'à l'homme, de lui attribuer une intelligence et une volonté.

Osez donc la consulter, cette admirable organisation; osez lui demander sa loi, et, pour savoir ce qu'elle doit être, allez découvrir ce qu'elle est, tout ce qu'elle est tout entière.

Comment un tel langage ne s'est-il pas jusqu'ici fait entendre des hommes? et quels scrupules pourraient nous arrêter? Les païens avaient peuplé la terre et le ciel d'innombrables divinités; le christianisme fut-il moins religieux en chassant tous ces dieux subalternes pour n'en reconnaître qu'un?

Les peuples effrayés jadis s'agenouillaient devant le dieu du tonnerre, le suppliant de retenir la foudre entre ses terribles mains.

Est-ce une impiété maintenant de reconnaître, dans le tonnerre, la décharge électrique d'un nuage?

Vous le voyez : avant la science, l'homme place Dieu partout; il l'appelle à son secours pour tout expliquer, parce qu'il ignore tout; mais, par le fait, il n'explique rien; et quand il dit : Dieu est la cause de tel phénomène, cela équivaut à ces mots : Tel phénomène est pour moi un mystère. Ainsi il a dit d'abord du tonnerre; mais aussitôt que Franklin eut osé dérober au ciel sa foudre (*Eripuit cœlo fulmen sceptrumque tyrannis*), le tonnerre ne fut plus un mystère, ce fut un fait clair, net, intelligible; et le mystère fut reculé au-delà, dans le domaine des causes inaccessibles ; et Dieu, reconnu comme la cause première de l'univers, des mondes, de la nature et des êtres créés, cessa de servir de voile à l'ignorance.

Le hasard prend quelquefois sa place ; mais qu'est-ce que le hasard? Écoutons Laplace.

« Au milieu des causes variables et inconnues que nous comprenons sous le nom de *hasard*, et qui rendent incertaine et irrégulière la marche des événements, on voit, à mesure qu'ils se multiplient, une régularité frappante qui semble tenir à un dessein, et que l'on a considérée comme une preuve de la Providence. Mais, en réfléchissant, on reconnaît bientôt que cette régularité n'est que le développement des possibilités respectives des événements simples, qui doivent se présenter plus souvent lorsqu'ils sont plus probables. » (*Essai philosophique sur les probabilités.*)

Laissons donc de côté les explications tirées de Dieu et du hasard, et abordons notre véritable sujet d'étude, l'homme physiologique.

L'homme est un être actif ; il est poussé à l'action : 1° par des impressions reçues sur ses sens, 2° par des sensations internes.

De ces impressions sur ses organes résultent des besoins nombreux, mobiles de toutes ses actions. Ou bien l'homme obéit immédiatement à la stimulation du besoin, et il est alors presque toujours instinctif, presque jamais moral, ainsi que nous le verrons; ou il n'agit qu'après avoir réfléchi, ou la réflexion l'engage à s'abstenir. Dans tous les cas, pour qu'il y ait moralité, il faut que l'acte parte des sentiments supérieurs, et soit approuvé par l'intelligence. Alors il y a délibération et liberté du choix.

Si l'intelligence a la puissance de se faire entendre, si les sentiments supérieurs parlent assez haut pour se faire écouter, l'homme libre se décide pour l'acte moral. Placez ce même homme dans d'autres circonstances, et il pourra arriver que son intelligence se trompe, que ses sentiments généreux soient étouffés, et qu'à ce premier acte moral en succède un immoral qui sacrifie l'intelligence ou les sentiments supérieurs.

Étudions donc maintenant les conditions qui font ordinairement l'homme moral.

Une erreur universellement répandue, c'est de croire que toute action immorale appartient à un caractère essentiellement immoral; et, à l'inverse, que toute action morale est le fait d'un caractère essentiellement moral; de sorte que si une bonne action a été faite par un malfaiteur, par exemple, on s'en étonne jusqu'à l'incrédulité; on la nie, ou on cherche à l'expliquer par quelque motif qui en détruise le mérite.

Combien toutes ces idées sont fausses, comme

elles sont en contradiction avec l'expérience journalière, avec l'observation des masses (1) !

L'homme ne présente-t-il pas tous les contrastes? y a-t-il quelque chose d'impossible dans le caractère de l'homme? Les hommes les plus pervers n'ont-ils pas encore à revendiquer quelque bonne action, et les meilleurs n'ont-ils pas à se reprocher plus d'un acte contraire à leur conscience, plus d'une faiblesse indigne d'eux?

Enfin, l'homme toujours le même, toujours égal, ne faisant jamais le mal, pratiquant toujours le bien, où est-il ?

Ce n'est point à une telle perfection que l'humanité peut atteindre, ou du moins si quelques êtres privilégiés paraissent s'être élevés jusqu'à cette hauteur, l'immense majorité, la presque totalité des hommes s'en est presque toujours tenue fort éloignée; et le plus grand service à rendre aujourd'hui à la société, ce serait, non pas de prêcher aux hommes des préceptes abstraits de morale, mais de leur enseigner la loi des causes qui les poussent au bien, et la loi de celles qui les portent au mal ; car, ne vous y trompez pas, il y a encore ici des lois, malgré l'influence du libre arbitre.

(1) Voyez, en preuve, le Discours de M. Appert à la Société phrénologique, en 1832. *Journal de la Société phrénologique*, t. I, p. 144-151.

Laplace et M. Quetelet vont nous fournir des preuves à l'appui de notre assertion.

« On reconnaît dans les faits qui regardent l'homme, comme dans les faits physiques, dit M. Quetelet, une dépendance intime entre les effets et les causes, et une sorte de périodicité annuelle dans les causes. Plus le nombre des individus est grand, plus la volonté individuelle s'efface et laisse prédominer la série des faits généraux qui dépendent des causes en vertu desquelles la société existe et se conserve (1). »

« Tous les événements, dit Laplace, ceux même qui, par leur petitesse, semblent ne pas tenir aux grandes lois de la nature, en sont une suite aussi nécessaire que les révolutions du soleil. Dans l'ignorance des liens qui les unissent au système entier de l'univers, on les a fait dépendre des causes finales ou du hasard, suivant qu'ils arrivaient et se succédaient avec régularité ou sans ordre apparent ; mais ces causes imaginaires ont été successivement reculées avec les bornes de nos connaissances, et disparaissent entièrement devant la saine philosophie, qui ne voit en elles que l'expression de l'ignorance où nous sommes des véritables causes. » (*Essai*, etc., p. 2-3.)

« Les rapports des effets de la nature, dit-il en-

(1) *Annales d'hygiène publique*, t. IX, p. 310.

core ailleurs, sont à fort peu près constants, quand ces effets sont considérés en grand nombre. Ainsi, malgré la variété des années, la somme des productions pendant un nombre d'années considérable est sensiblement la même ; en sorte que l'homme, par une utile prévoyance, peut se mettre à l'abri de l'irrégularité des saisons en répandant également sur tous les temps les biens que la nature distribue d'une manière inégale. Je n'excepte pas de la loi précédente les effets dus aux causes morales. Le rapport des naissances annuelles à la population, et celui des mariages aux naissances, n'éprouvent que de très petites variations. A Paris, le nombre des naissances annuelles est à peu près le même, et j'ai ouï dire qu'à la poste, dans les temps ordinaires, le nombre des lettres mises au rebut par le défaut des adresses, change peu chaque année, ce qui a été pareillement observé à Londres. » (*Ibid.*, p. 75-6.)

« Il suit encore de ce théorème que dans une série d'événements indéfiniment prolongée l'action des causes régulières et constantes doit l'emporter à la longue sur celles des causes irrégulières. » (P. 76.)

L'observation des individus ne fait pas découvrir ces lois, mais celle des masses donne la preuve irréfragable de son existence. Les recherches de M. Quetelet sur cet objet ont déjà mis au jour quelques grandes vérités, et nous disons, avec M. Villermé, que *l'homme est autant le produit de son atmosphère physique et morale que de son organisation*; mais nous demandons que les recherches statistiques portent sur les circonstances de l'organisation aussi bien que sur les circonstances extérieures, et c'est ce qui manque à ces sortes de travaux.

La statistique appliquée au moral de l'homme! voilà une tentative qui va émouvoir bien des scrupules et exciter plus d'un sourire d'incrédulité. Et qu'est-ce cependant de si extraordinaire ou de si absurde? C'est l'observation rigoureuse, exacte des actions de l'homme en rapport avec son organisation d'un côté, et avec les circonstances environnantes de l'autre; c'est l'art de rapprocher, par le calcul, d'un certain nombre d'effets, un certain nombre de causes, pour connaître dans quels rapports les uns se trouvent vis-à-vis des autres.

Et, en définitive, où pourrait être le danger de ce rapprochement? Si tout est arbitraire, si tout est une affaire de hasard dans le monde de l'activité humaine, le calcul ne saisira rien de précis; que s'il saisit quelque chose, ce qu'il découvrira sera en rapport avec les données de l'expérience vulgaire, de la raison et du bon sens, n'en sera que la confirmation; car si la statistique y était contraire, c'est qu'il y aurait erreur de calcul, ou bien oubli de quelque circonstance importante, et alors il faudrait s'en défier. Mais quand elle vient confirmer ce que nous dit déjà l'expérience, elle nous est d'un secours immense, car elle porte la démonstration de la vérité aussi loin que possible.

Et qui ne sait que ce n'est pas sans résultat que le calcul des probabilités a été appliqué même aux jeux de hasard? Pour s'en convaincre, il suffit de lire le précieux ouvrage de Laplace sur ce sujet, ouvrage rempli des plus belles vues philosophiques.

Mais tous les résultats donnés par l'observation des masses sont relatifs aux masses seulement, et ne sont point applicables aux individus; ils nous fournissent des lois générales, et non des lois particulières. Combien n'éclairent-ils pas à nos yeux cette nature humaine si compliquée! Comme ils débrouillent le chaos des faits particuliers!

Remarquez que toutes les sciences en sont là, et qu'il leur faut l'observation des masses pour sortir de l'ornière et briller de vérités éclatantes pour tous.

Faire de la statistique morale, faire de la physiologie, de la phrénologie, pour arriver à découvrir la loi des causes qui portent au bien ou au mal, cela ne suppose-t-il pas la connaissance de ce qui est bien et de ce qui est mal en fait d'actions?

L'homme qui pense et comprend ce qu'il fait, c'est-à-dire tout homme, excepté l'idiot, le frénétique ou l'aliéné, agit pour satisfaire un besoin réel par le déploiement d'une faculté. Maintenant comment se fait-il que tous les besoins étant, suivant leur institution naturelle, nécessaires à l'existence complète de l'homme, toutes les facultés étant fondamentalement morales, les actions qui en dérivent soient tantôt utiles, tantôt nuisibles; aujourd'hui vertueuses, demain criminelles?

C'est l'étude de ces facultés mêmes qui nous l'apprendra.

C'est l'histoire naturelle de l'homme qui nous dira comment la moralité s'introduit dans les actes de la vie; comment certains actes sont purement instinctifs et communs à l'homme et aux animaux; comment d'autres correspondent à des besoins plus relevés; comment d'autres encore font de la vie de l'homme une existence à part dans l'animalité; enfin comment chacun de ces besoins, chacune de ces facultés correspond à une organisation de plus en plus complexe, de plus en plus élevée, l'homme, chef-d'œuvre de la création, en possédant une à laquelle nulle autre ne saurait se comparer. Cette physiologie nous prouvera que rien n'est arbitraire dans l'organisation, que rien ne doit l'être dans les fonctions, c'est-à-dire dans la vie; qu'il y a une règle que l'on n'a pas trouvée, parce que l'on n'a pas pensé à la chercher; qui s'offre d'elle-même au naturaliste, et qui a pour elle toute l'autorité du grand fait de l'existence des êtres organisés.

L'homme vit, et puisqu'il vit, il a droit de vivre; pour vivre il faut qu'il se nourrisse, et le premier de ses besoins est celui de l'entretien de sa vie. Ce besoin comprend non seulement celui de prendre des aliments, mais encore celui de respirer de l'air, celui de se mouvoir, celui du calorique et des autres puissances impondérables, celui des exonérations ou rejet des matières devenues inutiles à la nutrition. Tous ces besoins, perçus par l'intelligence, poussent l'homme à agir pour les satisfaire; il agit, il se meut, il reconnaît ce qui lui convient, et accomplit les actes préparatoires de la nutrition. Là s'arrête sa puissance et l'intervention de sa volonté; le phénomène de la nutrition s'opère chez lui comme chez l'animal; son corps grandit et acquiert son développement voulu. Une fois parvenu à ce point, il compense ses pertes par des réparations proportionnées, jusqu'à ce que, les premières l'emportant sur celles-ci, le corps dépérisse et se meure.

Mais est-ce là tout l'homme physiologique? non certes; c'est en vain que la philosophie spéculative voudrait soustraire à notre observation cette immense série de besoins qui complètent son existence, ses innombrables sensations, qui ne sont que le résultat des fonctions de ses nerfs, ses affections, ses passions, ses sentiments qui ébranlent si profondément son organisation à laquelle ils se rattachent étroitement; enfin ses facultés intellectuelles dont le développement de son cerveau nous donne l'exacte mesure.

En effet, au besoin de se nourrir se joint bientôt celui de se rapprocher de son semblable; l'enfant naissant éprouve le besoin de s'appuyer sur le sein de sa mère, l'homme adulte recherche son semblable; ainsi naissent les affections de famille, les passions du cœur, l'amitié et l'amour. Dira-t-on que dans tout ceci il n'y a que de l'intelligence?

Mais qui ne voit que toutes ces affections sont antérieures à l'intelligence, qu'elles naissent avant elle, qu'elles se développent souvent à son insu, souvent malgré elle, qu'elles la dominent chez un grand nombre d'hommes? Elles ont leur source dans une émotion de la sensibilité, dans une impression faite sur les sens; et l'intelligence, quand elle s'en mêle, ne vient qu'après, pour les condamner ou les approuver, pour y obéir le plus souvent, quand elle devrait les commander. Leur point de départ est tout physiologique; aussi retrouvons-nous ces affections chez une grande partie des animaux, non plus chez tous, comme les besoins de nutrition. Ainsi, par ces derniers, l'homme tient de l'animal; mais tandis que les besoins de nutrition sont les seuls que possèdent un bon nombre d'animaux, et qu'ils dominent du moins presque toute l'existence des autres, ils n'en remplissent qu'une partie chez l'homme; viennent ensuite les premières affections dont une partie de l'animalité est privée et que l'autre partage avec l'homme, mais seulement en germe et sans que l'intelligence s'en mêle, à très peu d'exceptions près du moins.

Déjà nous pouvons le conclure de ce que nous venons de dire, ce n'est point par les besoins instinctifs que l'homme peut s'élever au-dessus de l'animal; il peut bien, il est vrai, y consacrer son intelligence et se distinguer encore par là de l'animal; mais, remarquez-le bien, ce n'est pas par un besoin plus grand, par un appétit plus vorace, c'est par l'introduction de son intelligence, c'est-à-dire par l'emploi de facultés dont l'animal n'a aucune trace ou n'offre que d'imperceptibles rudiments; c'est donc, dans le fait, non par les besoins instinctifs, mais par d'autres besoins supérieurs à ceux-là, que l'homme s'élèvera, dans ce cas-là même, au-dessus de l'animal.

Par les besoins d'affection et d'attachement, l'homme peut-il prétendre à surpasser l'animal? Certainement oui, et par une double raison:

D'abord parce que ces besoins sont étrangers à

beaucoup d'animaux, et n'existent que chez ceux déjà assez haut placés dans l'échelle des êtres animés; en second lieu, parce qu'ils sont beaucoup plus étendus, parce qu'ils existent chez l'homme par eux seuls et pour eux seuls; car l'homme s'attache, aime et s'unit, d'abord pour satisfaire ce besoin primitif d'affection; puis il retire de ces affections des jouissances étendues; puis il les fait servir, non pas seulement à la satisfaction des premiers besoins, mais surtout au développement de ses sentiments supérieurs et de son intelligence, tandis que l'animal ne s'associe généralement que pour pourvoir à sa subsistance ou pour se reproduire; de sorte que c'est par exception que l'on voit, chez quelques espèces, l'attachement exister par lui-même et pour lui-même, comme chez le chien, l'éléphant, etc.; toutefois, dans aucun cas, ces affections ne sont mises au service de l'intelligence ou des sentiments supérieurs, et n'ont pour but l'amélioration de l'espèce ou de l'individu.

Ainsi, les besoins d'attachement commencent déjà à élever l'homme au-dessus des animaux, et par leur nature même, et plus encore par leur emploi. Cependant, nous ne sommes pas jusqu'ici hors du domaine de la physiologie; sans en sortir encore, et tout en restant dans l'observation de l'organisme vivant, nous trouvons, dans des besoins supérieurs aux précédents, de bien plus puissants motifs de supériorité de l'homme sur les animaux.

Les perceptions au moyen des sens, bien qu'elles soient plus étendues chez certains animaux que chez l'homme, donnent cependant à celui-ci un caractère de supériorité extrêmement remarquable, moins par la nature même de ces perceptions, que par l'application qu'il en fait dans les arts et l'industrie; car l'homme ne se contente pas de percevoir les qualités des corps, il les rapproche, les combine à l'aide de son intelligence, les reproduit, et modifie la nature elle-même. L'animal perçoit aussi les corps et leurs qualités, du moins l'animal élevé; il distingue les couleurs, la forme, la résistance, l'odeur, la saveur, la résonnance, la masse, le nombre, la disposition relative; mais il ne reproduit point ces qualités, ou ne le fait exceptionnellement que dans le but de satisfaire ses premiers besoins ou quelques affections, et très imparfaitement alors, jamais pour le seul plaisir de les reproduire ou pour le perfectionnement de son intelligence; tandis que l'homme, en exerçant ses facultés perceptives, a pour but, d'abord la satisfaction des premiers besoins, il est vrai, mais ensuite le plaisir même de cette perception, et surtout de favoriser le développement de ses autres facultés. Ce sont spécialement ces besoins qui fournissent à la réflexion des matériaux pour diriger les affections et les sentiments, et pour couronner le chef-d'œuvre de l'intelligence, en remontant des effets aux causes.

Ainsi, l'homme, en se livrant à l'exercice de ses facultés perceptives, a bien encore quelque chose de commun avec l'animal; mais l'extension qu'il leur donne, et surtout l'emploi qu'il en fait, l'en distinguent notablement, et lui impriment déjà un caractère propre, un cachet de prééminence.

Nous arrivons ainsi successivement à des besoins plus relevés, qui concentrent moins l'homme en lui-même, qui agrandissent la sphère de ses facultés jusqu'à son semblable, et le lui font connaître, non pas seulement à l'extérieur, mais à l'intérieur, dans l'intimité de son être; qui lui donnent le sentiment de ce qui est beau, de ce qui est bien; enfin, qui le transportent du réel au possible, qui étendent le sentiment de son existence au-delà du moment, bien loin dans l'avenir.

Ces sentiments supérieurs, l'animal en est dépourvu, ou n'en a que l'ébauche, le rudiment incomplet, tandis qu'ils ont l'extension la plus grande dans l'humanité, qu'on les voit même dépasser les bornes voulues, faillir à leur mission en transgressant leur but, et jeter l'homme dans des excès qui, par leur origine même, ont quelque chose de moins condamnable que ceux qui n'aboutissent qu'à la satisfaction des premiers besoins, mais qui n'en sont pas moins répréhensibles aux yeux de la raison, car ils troublent la sainte harmonie de l'organisme. Vous trouverez des animaux doués d'un appétit plus vorace que lui, pourvus de plus amples poumons, de sens plus parfaits, d'une vue plus perçante, d'une ouïe plus fine, d'un odorat plus habile, d'un goût plus délicat; vous en trouverez de supérieurs à lui par les instincts de destruction et de combat, par la force même de l'attachement considéré comme instinct pur, et non comme mélange d'instinct et de raison; mais, loin d'en rencontrer aucun qui le surpasse par le sentiment du beau, par celui du juste et de l'injuste, par le caractère et la volonté ferme, vous verrez que la plupart des espèces en sont entièrement privées, et que si quelques unes en offrent quelques traces, ce sont toujours des germes imparfaits.

Ainsi le physiologiste voit l'homme, ainsi il voit l'animal, et cette vue simple, vraie, sans préjugé, sans partialité, sans enivrement de lui-même, sans mépris pour les êtres créés, lui assure déjà une place infiniment au-dessus d'eux par le fait et par le droit qui dérive imprescriptiblement de la persistance de ce fait à travers tous les siècles et par tous les lieux de la terre. Il est déjà aussi sûr de sa supériorité sur l'animal, qu'il est certain que le soleil est le régulateur des saisons, la source principale de la chaleur de la surface du globe, et la condition de vie des êtres qui habitent cette terre.

Et cependant le physiologiste ne s'arrête pas là, il pénètre encore plus avant; il sent qu'il n'a pas encore disséqué tout l'organisme humain, et qu'après les besoins de nutrition, de réaction, d'attachement, de perception, de sentiments moraux, il y a encore des besoins que l'homme est porté à satisfaire par sa nature, par son organisation même: ceux de la réflexion, de ce retour sur ce qu'il a vu, sur tout ce qui a fait impression sur lui, sur toutes les sensations qu'il a éprouvées, sur tous les sentiments dont il a été ému.

L'homme a besoin de penser, non pas seulement au présent, mais à l'avenir, soit qu'il tourne sa pensée vers les premières nécessités de la vie, soit qu'il l'applique aux autres; dans tous ces cas, il fait preuve d'une faculté de comparaison, et surtout d'une faculté de causalité qui, par leur immense développement, lui sont vraiment propres.

Certainement, l'animal compare et juge, car toute perception distincte suppose une comparaison et un jugement; certainement, son instinct sent quelquefois cet argument: *post hoc*, *ergo propter hoc*, et, par conséquent, il remonte quelquefois de l'effet à la cause; mais ce travail est chez lui toujours primitif, simple, rudimentaire immédiatement rattaché aux sensations actuelles ou au souvenir récent des sensations passées; mais il ne sort jamais de cette sphère, tandis que l'homme, ainsi que M. Broussais l'a parfaitement prouvé (1), compare non seulement ses sensations ou les objets de ses sensations, il compare les sensations, les sentiments des autres aux siens; il compare ses jugements entre eux et à ceux de ses semblables; il compare, juge et conclut de l'effet à la cause, non seulement pour satisfaire à ses besoins de nutrition, d'attachement et de perception, mais parce qu'il veut améliorer sa position et se perfectionner lui-même; parce qu'il sent que c'est un besoin impérieux, un devoir de sa condition d'homme.

Ne demandez donc plus maintenant comment on peut distinguer l'intelligence de l'homme de celle des animaux; demandez plutôt en quoi elles se ressemblent toutes deux, car elles diffèrent certainement plus que la mousse ne diffère du chêne, que le polype ne diffère d'un mammifère tel que le chien ou l'éléphant.

A ces facultés de comparaison et de causalité se rattache celle de l'abstraction, qui n'en est que l'application, dont l'homme seul est capable. Mais remarquez ceci: la faculté d'abstraire ne peut pas

(1) *Cours de phrénologie*. Paris, 1836, in-8.

être séparée des autres: elle en part, elle y revient sans cesse ; l'homme abstrait, parce qu'il a senti, parce qu'il a observé; il abstrait pour observer encore; c'est un besoin qui, pour être satisfait, s'appuie sur les autres besoins; il est le complément de l'organisation, mais il en fait partie, et le physiologiste le voit grandir et se perfectionner avec elle, et avec elle aussi subir les altérations de la maladie.

Tel est l'homme observé du point de vue physiologique: il a des besoins, il veut les satisfaire, et, pour accomplir cette volonté, qui est aussi sa loi, il parle, il agit, et dès lors, dès qu'il sait ce qu'il dit, dès qu'il sait ce qu'il fait, il encourt la responsabilité de sa parole et de son action; il se décide pour le bien ou pour le mal, il devient vertueux ou criminel; en langage physiologique, il accomplit ou il viole la loi de son organisme.

Tous les besoins que nous avons passés en revue existent, tous ont droit d'exister; c'est leur ensemble qui complète l'organisme humain, et aucun ne saurait être négligé sans une violation flagrante de la loi de l'humanité, sans une insulte à la cause créatrice. Trouvez la loi d'activité des facultés qui correspondent à ces besoins, et vous aurez la loi morale.

Les besoins de nutrition et de conservation sont impérieux, ils veulent être satisfaits sans retard, et si l'homme les méprise et les méconnaît, son organisme se détruit, l'individu est anéanti; aussi la nature a-t-elle fait ces besoins très puissants, aussi leur a-t-elle donné un appareil organique fort et capable de mouvoir énergiquement la masse de son corps et d'entraîner rapidement sa détermination.

Le premier devoir de l'homme, c'est de pourvoir à sa subsistance, et d'assurer sa vie contre les causes de destruction qui l'assiègent, vie animale et peu relevée sans doute, mais sans laquelle il n'y en a pas d'autre possible. Nier cette loi de l'homme, c'est nier ce qu'il y a au monde de plus certain, c'est fermer les yeux au spectacle de l'univers, c'est se laisser dominer par une préoccupation étrangère à l'observation impartiale. Mais si l'homme doit vivre, c'est pour pouvoir satisfaire ses autres besoins, c'est pour pouvoir donner l'essor à ses autres facultés. Il trahit sa mission s'il ne vit que pour vivre, car il néglige d'autres devoirs; le plus souvent, il peut remplir tous ces devoirs; mais lorsque la lutte s'établit entre plusieurs d'entre eux, lorsque, par une fatale nécessité, pour vivre, il faut qu'il manque à d'autres devoirs, alors il interroge ses autres facultés, il consulte ses sentiments les plus élevés, il appelle à son secours les lumières de son intelligence, et il fait un choix.

Alors, quelquefois les premiers besoins sont sacrifiés, et l'homme se résigne à subir la destruction de son organisation; il fait bien, si son choix est réellement libre et éclairé; il fait mal, s'il s'est laissé subjuguer par un penchant, par une affection, par une passion, par un besoin quelconque, aux dépens de ses autres facultés. Que l'homme respecte son organisme, qu'il en connaisse tous les besoins, qu'il en comprenne l'harmonie, qu'il se soumette à ses lois, et jamais il n'aura lieu de se repentir.

Si des besoins de nutrition et de conservation nous passons à ceux d'affection, nous les trouvons exprimés énergiquement par les organes; nous voyons qu'ils ébranlent violemment tout son être, et qu'ils l'entraînent précipitamment à l'action; la nature leur a accordé une voix expressive, afin qu'ils se fissent entendre, et qu'ils fussent écoutés; car les affections nous aident puissamment à vivre; car ce sont elles qui nous procurent les plus vives jouissances; car l'homme qui ne les connaît pas, n'a qu'une existence triste et froide, incomplète enfin, et n'est homme qu'à demi.

Cependant souvent ces affections nous troublent et nous égarent, souvent elles se trouvent en conflit avec les sentiments moraux ou avec la raison; que faire alors? S'arrêter d'abord pour donner le temps à la réflexion d'intervenir, reconnaître le véritable but de nos besoins, et voir si nous ne sommes pas entraînés à dépasser ce but, et si par là nous ne nous exposons pas à détruire l'harmonie de nos fonctions, à troubler l'ordre de notre économie, et, en sacrifiant tous nos besoins à l'un d'eux, à détruire les conditions de notre existence même.

C'est donc encore ici la même loi qui préside à nos actions; c'est toujours une balance dont il faut que les poids soient égaux. Appliquons la même règle aux autres besoins, à ceux de perception, comme à ceux de moralité, comme à ceux de réflexion, et nous résoudrons, à leur occasion, de la même manière, les mêmes difficultés. Il n'y a pas à prétendre que les besoins d'intelligence étant supérieurs aux autres, ils doivent les dominer à leur profit; non, le seul droit que la nature leur accorde, c'est de les éclairer, de les diriger, non pas de les étouffer ou de les anéantir, sous peine de sacrilége, sous peine de réprobation générale, sous peine de désobéissance forcée. L'histoire nous le prouve; c'est en vain que certaines religions, ou plutôt certaines sectes religieuses, ont commandé à leurs ministres de faire taire le besoin de reproduction; pour quelques uns qui ont obéi à cette loi contre nature, combien d'autres y ont en secret désobéi?

Non, aucune faculté, quelque supérieure qu'elle soit, n'a droit d'en étouffer une autre, pas plus que l'homme le plus fort n'a droit d'attenter au plus faible, ou le plus éclairé au plus ignorant. Tous les besoins, comme tous les hommes, existent au même titre; et si le seul droit qu'aucun de ces derniers puisse exercer sur les autres soit celui de l'aider à accomplir sa véritable destinée, le seul empire qu'une faculté puisse légitimement exercer sur les autres, c'est d'assurer leur exercice régulier, leur complet développement.

Me demandera-t-on maintenant d'où je tire cette loi morale, et à quel titre je l'impose à l'humanité? Je ne l'impose pas, je la trouve dans l'organisme, exprimée par des organes que je vois fonctionner. C'est le grand fait de la constitution humaine que j'érige en loi. Je puis ne pas connaître tous ces organes, je puis me tromper sur la signification de quelques uns d'entre eux, je puis ignorer quelques unes de leurs fonctions; mais l'autorité de ma loi est respectable, elle est sacrée, car elle réside dans les entrailles mêmes de l'humanité.

Si j'ai fidèlement exprimé ma pensée, il doit être évident qu'à la physiologie seule il appartient de poser les lois de l'activité humaine; à la physiologie seule, parce qu'elle seule connaît l'organisme et ses besoins. C'est de l'histoire de ces besoins, que nous voulons faire sortir une *hygiène morale*. Pour cela il faut les parcourir tous, en nous arrêtant spécialement sur ceux que l'on appelle moraux, et montrer leurs rapports mutuels; comment un besoin purement instinctif peut servir d'instrument à un besoin moral; quel empire celui-ci doit exercer sur le premier; ainsi nous ramènerons la vie de l'homme à une question de physiologie.

Les progrès modernes de la science veulent qu'aux questions du spiritualisme et du matérialisme soit substituée celle du physiologisme, dont il nous importe de caractériser la véritable tendance.

Le physiologisme ne dit point : Tout n'est que matière ; au-delà de ce que nous voyons, de ce que nous sentons, il n'y a plus rien, et la matière explique tout. Il ne dit pas non plus : Au-delà de la matière est l'esprit qui fait mouvoir la matière, inerte de sa nature, qui sent, qui pense, qui veut, qui est douée de telles et telles propriétés ; par conséquent le physiologisme n'est jusqu'ici ni matérialiste, ni spiritualiste. Tandis que le matérialisme, infidèle à sa tendance et à l'esprit de son système, part de l'idée tout *abstraite* de *matière* (car la matière est une abstraction), tandis que le spiritualisme, abusé par les mots et dupe du langage, part de l'idée *négative* d'*immatériel* et d'*infini*, le physiologisme part du fait *positif* de l'*existence des corps*, et avant d'arriver à la question de l'existence ou de la non-existence de l'esprit et de la matière comme choses opposées ou identiques; avant de chercher à pénétrer la nature intime de ces corps qui nous frappent, il veut les connaître, au moins en ce qui nous est appréciable; il étudie leurs qualités physiques, il observe les changements qu'ils subissent, leurs mouvements ou leurs actes, il note les circonstances qui accompagnent leurs modifications, c'est-à-dire les conditions de leur existence, et il déduit de cette observation les lois qui les régissent. A-t-il résolu la question du spiritualisme et du matérialisme? non; mais il s'est passé de cette solution, et a constitué une science positive antérieure à la science de l'ontologie ou de l'être en général. Le physiologisme doit donc être également agréé de tous les hommes qui marchent avec le siècle.

Il ne nous reste maintenant qu'à le voir à l'œuvre et tenir ses promesses.

Considérant les besoins de l'homme comme autant de puissances actives, comme autant de facultés, nous devons les passer successivement en revue pour constater leur origine et leur but fondamental, pour voir comment elles dévient de ce but, soit en le dépassant, soit en n'atteignant pas jusque là, et pour établir la règle qui doit les diriger. Nous saurons ainsi ce que chacune d'elles a droit d'exiger des autres, chacune suivant son utilité et son autorité hiérarchique.

Dans cet examen, nous conformant à la méthode physiologique que nous avons déjà eu l'occasion d'appliquer à l'hygiène dans notre cours à la Faculté de médecine, nous considérerons l'homme, non pas comme un être isolé et indépendant, mais, tout au contraire, comme un être placé au milieu de la nature et soumis incessamment à une infinité d'influences nécessaires à son existence. « C'est sous l'influence de ces nombreuses causes d'excitation (les puissances physiques et chimiques), dit M. Broussais, que la vie se maintient. Elle en dépend à tel point, que si ces causes viennent à manquer, la mort est inévitable. On a beaucoup exalté la puissance vitale, la force conservatrice; cette force est sans doute faite pour exciter notre admiration, mais il ne faut pas trop lui accorder. On a représenté l'homme pour ainsi dire comme indépendant et libre au milieu de la nature, à laquelle il semble commander. Voulez-vous juger de sa prétendue indépendance? Il n'est besoin, pour le terrasser, de recourir à des puissances d'une activité héroïque, comme le poison, le feu, l'explosion d'un volcan; contentez-vous de le soustraire pendant quelques minutes à l'influence excitante de l'oxigène et du calorique; ensuite demandez-lui qu'il déploie cette force conservatrice que l'on a tant célébrée dans les maladies de toute espèce. Il en tenait les moyens d'un agent physique; le défaut de ce modificateur a suffi pour l'en priver. Vous n'avez pas brisé les instruments de sa force vitale, vous ne lui avez rien ôté, vous n'avez fait qu'arrêter le courant du principe inconnu, mais matériel, qui faisait jouer les ressorts de son existence; vous ne l'avez suspendu qu'un moment, et déjà l'homme n'est plus qu'une masse de matière inanimée (1). »

Nous tiendrons toujours compte : 1° de l'organisation ; 2° des modifications de l'organisation. Peut-être les physiologistes eux-mêmes ont-ils trop négligé l'une ou l'autre de ces conditions; peut-être les uns ont-ils trop donné à l'organisation, les autres trop à ses modificateurs; nous tâcherons de ne nous laisser entraîner à aucun de ces excès.

L'homme n'est pas tout entier dans l'organisation, mais il n'est pas non plus tout entier dans le monde extérieur. C'est en vain que vous connaîtriez toutes les actions de l'homme et les innombrables circonstances de son existence, si vous négligiez l'étude de son organisation; toutes ces influences des circonstances ne sont que relatives, et tandis qu'elles donnent chez l'un tel résultat, chez un autre elles produisent tel autre résultat; tandis qu'elles sont efficaces chez celui-ci, elles sont impuissantes sur celui-là. Non, les

(1) F.-J.-V. Broussais, *De l'irritation et de la folie*. Paris, 1828, in-8, p. 65.

circonstances ne sont pas tout; les révolutions ne créent pas de grands hommes, quand les germes des grands hommes n'ont pas été semés; mais elles font éclore ceux que le cours ordinaire des choses aurait tenus ensevelis. Non, les intelligences ne sont pas égales, pas plus que les organismes, les qualités morales pas plus que les qualités physiques, et l'organisation pose des barrières insurmontables là où l'éducation prétend obtenir des résultats supérieurs à la capacité du sujet. L'éducation, comme les circonstances extérieures, comme tous les modificateurs enfin, a besoin d'un certain degré d'organisation pour agir, et agit d'autant plus que l'organisation est plus régulière et plus complète. Cela est si vrai, qu'il est tel être incomplet donné par la nature sur lequel elle est entièrement impuissante; témoin les idiots et les crétins, par défaut de développemeut du cerveau, comme il s'en présente en grand nombre, tandis qu'elle produit des merveilles chez tel enfant dont le cerveau est largement développé. Il est impossible de se refuser à l'évidence de ces faits; mais remarquez bien que si vous admettez une fois que ces deux extrêmes de l'organisation puissent influer sur l'efficacité de l'éducation, vous ne pouvez plus raisonnablement contester l'influence des degrés intermédiaires.

Aussi cette influence a-t-elle été depuis long-temps sentie; mais jusqu'à la phrénologie elle ne pouvait être convenablement appréciée, car c'est de cette époque seulement que date l'étude vraiment scientifique du cerveau.

Le cerveau, ou mieux encéphale, centre du système nerveux, où aboutissent toutes les impressions, où sont perçues toutes les sensations, où naissent toutes les émotions, tous les sentiments; d'où partent toutes les volitions, est véritablement, dans notre économie vivante, le maître de la maison. Sans lui, rien ne se fait, tout languit; par lui, tout s'exécute et s'accomplit; s'il manque totalement, comme chez les acéphales (ou plutôt *anencéphales*, sortes de monstres qui naissent sans cerveau), il n'y a pas de vie individuelle possible, pas même de vie automatique, dès que l'enfant est sorti du sein de sa mère. S'il reste un noyau central du cerveau, une sorte de vie instinctive, purement végétative, peut encore s'exécuter. Enfin, si cet organe est assez développé dans presque toutes ses parties, excepté dans la partie antérieure, consacrée à l'intelligence, non seulement la vie est possible, mais l'homme imparfait, l'idiot dont il s'agit, éprouve des émotions, sent des penchants, manifeste une certaine industrie, et accomplit des actes encore assez compliqués.

Telles sont les expériences toutes faites que la nature nous offre sorties de son mystérieux laboratoire, comme pour confirmer nos principes. Il ne suffit pas de considérer la masse et la forme, il faut encore tenir compte de la vitalité du cerveau; elle est en rapport avec la vitalité générale, avec le tempérament, probablement avec la nature des principes constituants de cet organe. Suivant M. Couerbe, dans son Mémoire à l'Institut, le cerveau serait d'autant plus actif, qu'il contiendrait plus de phosphore dans sa composition intime, de sorte que les cerveaux des idiots en présenteraient beaucoup moins que celui de l'homme raisonnable et intelligent (1 partie de phosphore à 1,5, au lieu de 2 à 2,5 pour 100 parties). Toutefois, la surabondance de ce principe ne serait pas moins nuisible, et conduirait à l'aliénation mentale; de sorte qn'on retirerait 3,4 et même 4,5 pour 100 de phosphore des cerveaux d'aliénés.

Au reste, la médecine nous fournit encore des données précieuses dans les altérations du cerveau qui entraînent toujours des altérations correspondantes dans l'intelligence, la sensibilité et les mouvements. Ainsi, soit que l'encéphale ou cerveau manque entièrement, soit qu'il n'en existe qu'un rudiment, soit qu'il n'ait été arrêté que dans le complément de son développement, soit qu'il en ait atteint le dernier terme; qu'il soit sain ou qu'il soit malade, toujours il nous donne la mesure des fonctions qui en dépendent, du sentir, du penser, du vouloir. Qu'on dise après cela s'il est nécessaire d'en étudier la structure et la construction physique.

Quant à nous, qui ne pouvons pas faire ici un cours d'anatomie, nous supposerons connue l'organisation de l'encéphale, ou nous renverrons aux ouvrages qui en traitent *ex professo*, spécialement à ceux de phrénologie.

Cependant, notre attachement pour l'anatomie et la physiologie, notre zèle pour l'étude de l'organisme et de ses fonctions, ne nous font pas oublier que cet organisme n'est rien isolé des modificateurs qui agissent incessamment sur lui. Nous reconnaissons à l'homme une organisation donnée et des besoins naissants de cette organisation, mais nous savons que le système nerveux est comme les autres systèmes, le cerveau comme les autres organes, impressionnable à divers degrés, qu'il réagit différemment suivant les impressions qu'il a reçues et qu'il contracte par la répétition des mêmes actes, des habitudes plus ou moins prononcées, une facilité plus ou moins grande à agir dans le même sens, et par suite un accroissement plus ou moins marqué de volume. Tout cela se voit en physiologie pour tous les organes, et le cerveau n'a point été soustrait à cette loi commune, heureusement, car c'est sur elle que nous pouvons déjà par avance fonder l'espoir certain d'une éducation efficace et d'une amélioration de l'individu et même de l'espèce; les traits de l'organisation, en effet, se transmettent par hérédité, et aussi bien ceux du cerveau que ceux des autres organes.

Répétons avec M. Villermé, que l'*homme n'est pas moins le produit de son atmosphère physique et morale, que de son organisation* (1).

Il nous sera facile de faire voir, surtout dans les détails de notre hygiène, que si l'organisation donne une vocation déterminée, l'éducation, le genre de vie habituelle, et surtout l'exemple, font plus encore, s'il est possible, en réalisant de simples dispositions, et en faisant contracter des habitudes qui deviennent une seconde nature. S'il est quelques organisations exceptionnelles qui résistent à cette immense influence de l'exemple, il en est d'autres que l'exemple entraîne au point de leur faire suivre un cours contraire à celui que leur avait imprimé la nature.

Voilà ce qu'il faut savoir pour comprendre quelque chose à l'éducation et à la morale; voilà ce dont les physiologistes seuls peuvent avoir l'explication claire et satisfaisante. Pascal intitule un de ses chapitres : *Qu'il est difficile de démontrer l'existence de Dieu par les lumières naturelles*,

(1) *Annales d'hygiène publique et de médecine légale.*

*mais que le plus sûr est de la croire*. Et il engage à suivre la coutume de ceux qui croient, pour arriver à leur croyance. C'est la coutume qui nous persuade, dit-il, qu'il fera jour demain, et que nous mourrons. C'est elle qui fait tant de Turcs et de païens ; c'est elle qui fait les métiers, les soldats, etc. Pascal connaissait l'influence de l'habitude et de l'éducation, et il ne lui est peut-être pas échappé de paroles plus profondes que celles que nous venons de citer.

Gardez-vous donc de conclure de telle organisation donnée à tels actes comme conséquence nécessaire; les circonstances ont pu modifier la tendance de cette organisation; son examen pur et simple ne vous indique que la capacité individuelle, les penchants naturels, le caractère fondamental ; mais si vous faites entrer en ligne de compte la position sociale de l'individu, les circonstances au milieu desquelles il a vécu, dès lors votre jugement deviendra beaucoup plus précis ; vous posséderez le plus d'éléments qu'il soit possible de réunir pour juger un homme, et vous n'aurez que fort peu de chances de vous tromper. Si vous voulez agir efficacement sur lui par l'éducation et l'enseignement moral, vous aurez un plan de conduite arrêté, beaucoup de difficultés seront aplanies, tout ce qui sera favorable à votre influence sera utilisé; enfin, tous vos efforts seront utilement et fructueusement dirigés. Aussi les résultats que vous obtiendrez seront-ils étonnants.

Je citerai un exemple pour me faire mieux comprendre et porter la conviction.

Voici un enfant dont on ne peut rien faire : il est toujours le dernier parmi ses camarades de classe, toujours en révolte, toujours puni, toujours le rebut du collége; on est sur le point de renoncer à lui donner toute espèce d'éducation. Vous l'examinez en physiologiste, en phrénologiste; vous étudiez son organisation et son caractère, et vous vous apercevez que cet enfant est doué d'une irritabilité, d'une susceptibilité extrêmes, et d'une volonté des plus fortes; que d'ailleurs il est bienveillant, et qu'il ne manque pas de moyens intellectuels. Dès lors, vous concevez qu'il faut le prendre par la douceur, au lieu de l'attaquer de front par la rigueur; qu'il faut ménager son amour-propre, et chercher à le relever, au lieu de le dégrader à ses propres yeux, et surtout aux yeux des autres; qu'il faut s'adresser à ses sentiments bienveillants et généreux, tout en adoptant à son égard une conduite ferme et inébranlable, en évitant de lui faire sentir le poids d'une volonté, pour y substituer la nécessité d'une loi. Cet enfant, qui ne voulait pas travailler parce qu'il croyait avoir affaire à une *volonté arbitraire*, voudra ce qu'*une loi* exigera de lui; touché de conseils bienveillants, il sentira faiblir et bientôt céder l'irritation de son amour-propre révolté, et son irritabilité, ménagée par une conduite calme à son égard, s'émoussera d'elle-même, comme toute stimulation, qui cesse par défaut d'aliment.

Connaître l'homme, connaître ses modifications, là est toute la physiologie, là est toute l'hygiène; mais ce n'est pas isolément qu'il faut étudier ces deux immenses sujets, c'est dans leurs rapports réciproques, c'est l'homme *en rapport* avec ses modificateurs. De ce point de vue tout nouveau, exploité avec une rigueur et une fécondité inconnues, est sortie notre révolution médicale moderne, source intarissable de progrès continuels; soyons persuadés que cette méthode, toute physiologique, toute positive, nous conduira, en hygiène, beaucoup plus loin que l'on n'a été jusqu'à ce jour.

Quels sont les besoins dont la satisfaction constitue la vie physiologique de l'homme?

Nous l'avons vu, depuis ceux qui sont relatifs à la nutrition et à la conservation individuelle jusqu'à ceux qui le portent à l'observation de soi-même, ils appartiennent tous à sa vie physiologique. Combien en existe-t-il? C'est ce que nous ne pouvons dire. La science n'en a point encore fait l'inventaire complet, et véritablement ce serait renoncer à tout projet d'hygiène morale que d'attendre le complément d'un tel travail. Qui sait même si on le complètera jamais? Qui sait s'il est rationnel de chercher ici des chiffres précis; si certaines grandes tendances n'en absorberaient pas un certain nombre de petites, qui ne seraient alors que des variétés des premières, dépendant plutôt des circonstances que de l'organisation?

Il me semble que beaucoup de phrénologistes entendent mal la localisation des facultés. Les *facultés* ne sont point des êtres jouissant d'une existence à part et habitant certaines portions du cerveau, comme les saints leurs cellules.

De telles idées étaient bonnes pour les hommes avancés et progressifs des XIIIe et XIVe siècles, qui logeaient les facultés dans les ventricules du cerveau. Aujourd'hui nous ne cherchons plus d'espaces vides, capables d'admettre des êtres forcés, pour exister, d'occuper un espace quelconque; la science a fait justice de cette déplorable ontologie. Une faculté est la puissance qu'a un organe de fonctionner, c'est le fait incontestable, et nombre de fois vérifié, du rapport nécessaire entre la fonction et l'organe; ainsi la faculté digestive est la puissance qu'a l'estomac de digérer; ce n'est point un être qui siége dans l'estomac, c'est le fait du rapport de cause à effet entre la digestion et ce viscère.

Il en est de même de toutes les autres facultés,

même les plus relevées, les plus intellectuelles, les plus morales. La faculté du jugement, par exemple, c'est-à-dire celle de la comparaison en langage phrénologique, n'est que la puissance qu'a une certaine portion du cerveau de fonctionner; c'est le fait du rapport nécessaire entre le jugement et le développement de cette portion du cerveau; comme la bienveillance, que nous considérons comme une faculté, est le rapport entre le fait de l'accomplissement d'actes bienveillants et le développement d'une autre portion du cerveau.

Tel est le sens que nous donnons au mot *faculté;* ce mot nous rappelle la concordance de certains faits, des faits d'anatomie et de physiologie, d'organisation et de fonction. C'est pourquoi nous le remplaçons souvent par le mot besoin qui a pour nous la même signification, mais qui ne s'applique ordinairement qu'aux faits relatifs aux premières nécessités de la vie.

Cependant, nous le répétons, que l'on n'aille pas croire que l'observation soit tellement avancée que nous connaissions tous les organes et tous les besoins ou facultés. Il est certains besoins des plus incontestables dont les organes nous sont entièrement inconnus, tels que ceux de la respiration, du mouvement, etc. Il est certaines portions du cerveau dont les usages sont complètement ignorés de nous, telles que celles qui sont situées entre les hémisphères : la phrénologie a donc beaucoup à faire pour remplir ces lacunes, beaucoup peut-être aussi pour perfectionner ce qui est déjà admis, mais elle a déjà amassé suffisamment de matériaux pour donner des bases à des croyances solides, et il n'est plus permis aujourd'hui à un homme consciencieux de négliger ces résultats.

Il n'entre ni dans le plan ni dans l'esprit de ce travail, de chercher à deviner quel sera un jour l'état de la science sur ce sujet, ni s'il y a plus ou moins de facultés que nous n'en admettons aujourd'hui; ce que nous voulons faire comprendre, c'est qu'il existe des besoins primitifs, que l'homme est porté à agir pour les satisfaire, que la science a déjà pu saisir la plupart des variétés d'organisation qui correspondent aux diverses prédominances de ces besoins, et que l'étude physiologique de ceux-ci nous donne des règles de conduite dont l'autorité ne saurait être contestée. Y a-t-il, sous cette variété, sous cette multiplicité, une unité cachée qui nous échappe? C'est ce que nous ne pouvons décider; mais en attendant nous constatons ce qui existe pour nous, ce qui nous frappe, ce que nous avons découvert, et nous tirons de notre science des enseignements utiles pour l'homme. A mesure que la phrénologie, ou physiologie du cerveau, avancera, elle mettra au jour de nouvelles vérités non moins utiles; elle marchera progressivement comme toutes les sciences d'observation marchent aujourd'hui; car aucune n'est complète, mais toutes vont s'améliorant, se complétant. Telle nous voulons voir la science du moral de l'homme assise sur des bases aussi solides et rivalisant de rigueur avec elles.

---

# DEUXIÈME PARTIE.

## DE L'HYGIÈNE MORALE EN PARTICULIER.

### HYGIÈNE

#### DES BESOINS PHYSIOLOGIQUES.

Au lieu d'examiner un à un tous les besoins, toutes les facultés de l'homme, nous préférons, apercevant, entre plusieurs d'entre elles, des analogies frappantes, les réunir par groupes, en cherchant à esquisser les traits, ou plutôt les tendances de ces familles naturelles.

Nous adopterons, malgré quelques objections assez fondées, la division généralement admise des facultés en : 1° instincts ou penchants, 2° sentiments, 3° intelligence. Mais, désirant leur appliquer à toutes une dénomination commune, qui rappelle leur nature semblable et leur origine identique, nous les désignerons sous le nom de besoins (1). Nous aurons donc : 1° *des besoins in-*

(1) Un des hommes que nous nous honorions le plus de compter parmi nos auditeurs à la Faculté de médecine, M. le docteur Descuret, qui travaille depuis long-temps à un ouvrage sur un sujet physiologique et moral, nous a parfaitement fait sentir l'avantage d'appliquer à tous les instincts, à tous les sentiments, à toutes les facultés de l'homme, le mot besoin, et nous l'adoptons.

*stinctifs*, 2° *des besoins moraux*, 3° *des besoins intellectuels*, besoins résultant de fonctions du cerveau, qui se divisent aussi en instinctives, morales et intellectuelles.

---

## CHAPITRE I.

### HYGIÈNE DES FONCTIONS INSTINCTIVES DU CERVEAU.

Ces fonctions nous donnent les besoins instinctifs, c'est-à-dire ceux qui se rattachent le plus immédiatement à l'existence de l'individu et à la propagation de l'espèce; ces besoins sont essentiellement égoïstes et aveugles, ne tenant compte des autres existences, de la nature entière, que pour en tirer parti dans leur intérêt propre. Nous en faisons trois catégories : 1° *les instincts proprement dits*, 2° *les penchants*, 3° *les affections.*

#### DES INSTINCTS PROPREMENT DITS.

Les instincts proprement dits sont relatifs aux premières nécessités de l'existence; l'homme les ressent, sans interruption, depuis la première jusqu'à la dernière heure; il faut qu'il respire, il faut qu'il se nourrisse, il faut qu'il se débarrasse du superflu de sa nutrition, il faut qu'il jouisse d'une certaine température, il faut qu'il s'agite et se mette en action; de là les besoins : 1° de *respiration*, 2° d'*alimentation*, 3° d'*exonération*, 4° de *calorique*, 5° de *mouvement*..

Ils commencent avec la vie, ils en sont les premières conditions, et d'une exigence telle, que s'ils ne sont pas satisfaits, du moins les quatre premiers, la vie s'éteint, l'homme n'est plus.

Ces besoins ressortent de son organisation même; l'homme a le droit de les satisfaire, il serait bien inutile de chercher à le prouver. Mais voyons si ces droits ne sont jamais restreints, si la satisfaction de ces besoins n'a pas de limites; si enfin, à ces droits naturels et primitifs, l'homme ne doit pas opposer quelquefois des devoirs non moins impérieux. Pour cela, passons successivement en revue ces différents besoins.

### 1° *Besoin de respiration.*

Nous ne dirons rien de celui de *respiration* avec lequel la volonté n'a rien à démêler; ce serait sortir de notre sujet spécial, que de faire l'hygiène de la fonction respiratoire, comme celle des autres fonctions dont nous parlons dans ce chapitre; le besoin de la respiration est le plus pressant de tous, il ne saurait être suspendu seulement quelques minutes, sans danger pour la vie, et il s'exécute par habitude, presque toujours à l'insu de la volonté. Il me semble impossible que l'homme abuse ici ou qu'il prétende restreindre ou suspendre ce besoin.

2° *Besoin d'alimentation.*

Il n'en est pas de même de celui d'*alimentation*. Celui-ci, auquel les phrénologistes ont assigné un siége dans le cerveau, tandis qu'ils n'en ont pas encore trouvé au premier, est susceptible de bien singulières aberrations et de nombreux abus. Pour en assurer la satisfaction, la nature y a attaché une sensation toujours vive, toujours nouvelle, et cette jouissance sensuelle conduit insensiblement à la gourmandise, à l'ivrognerie, enfin à l'abus des plaisirs de la table; or tous les législateurs, tous les moralistes, tous les prêtres, tous les physiologistes ont parlé, prêché, écrit contre ces vices. *Plures gula tulit quam ferrum*, a-t-on dit; cela est vrai, le fer a moissonné moins d'hommes que la gourmandise n'en a tué.

L'homme satisfait à ce besoin par l'ingestion de substances solides ou d'aliments, et de substances liquides ou de boissons; mais primitivement l'intensité de ce besoin varie chez les différents hommes. Il varie chez les différentes nations, et l'appétit de l'habitant du Nord est tout autrement insatiable et vorace que celui de l'habitant du Midi. Voilà un grand fait qu'il faut reconnaître avant toute théorie, avant tout système, avant toute règle morale; nous en avons tous les jours des exemples dans nos hôpitaux, chez les Alsaciens, les Flamands, comparés aux malades des autres provinces, et il suffit d'avoir voyagé seulement à cent lieues pour s'en être convaincu. La sobriété des Espagnols est passée en proverbe, et il n'y a rien de plus sobre au monde qu'un Arabe. Si nous autres, gens des pays tempérés, nous nous transportons dans les climats chauds, entre les tropiques, sous l'équateur, nous sentons bientôt notre appétit diminuer, et si, l'ayant excité artificiellement, nous prenons une nourriture abondante, de violentes congestions inflammatoires ne tardent pas à nous attaquer; c'est ainsi que succombent les trois quarts des Européens qui se rendent aux Antilles et dans tous les pays voisins de la ligne.

Sans aller si loin, sans changer de climat, sans sortir de notre pays natal, nous retrouvons l'analogie de ces phénomènes dans l'effet de nos différentes saisons. Qui ne sait qu'en été nous mangeons moitié moins qu'en hiver? Mais ce n'est pas encore tout, et les mêmes différences qui nous frappent dans le besoin d'alimentation entre les peuples du Nord et ceux du Midi, nous les retrouvons dans les différents individus d'une même contrée, soit de même sexe, soit de sexe différent.

Loin donc que le besoin d'alimentation soit quelque chose de fixe et d'immuable, il n'y a rien de plus changeant et de plus variable, et l'on ne saurait, sans mépris des faits et de leur autorité, le soumettre à une règle absolue et imposer à tous les hommes la même loi relativement à la satisfaction de ce besoin.

Cependant, avons-nous dit, l'homme peut abuser de ce besoin et le tourner contre lui-même, tandis que c'est un de ceux le plus directement, le plus immédiatement destinés à sa propre conservation. Comment arrive ce changement du bien au mal, de l'utile au nuisible? c'est ce que nous allons chercher à découvrir en suivant l'histoire de ce besoin dans ses deux extrêmes, et lorsqu'il n'est pas suffisamment ou pas du tout satisfait, et lorsqu'il l'est au-delà des bornes voulues.

Si l'homme s'obstine à ne pas le satisfaire, sa volonté n'est pas nécessairement vaincue comme lorsqu'il se refuse à respirer, et nous voyons apparaître certains phénomènes que nous retrouvons les mêmes lorsque les aliments lui manquent par une nécessité dont il n'est pas le maître. Il sent faiblir d'abord ses forces physiques, intellectuelles et morales; puis, par une heureuse et inévitable réaction, il se ranime, il se redresse, il s'agite, il se révolte, il souffre de cuisantes douleurs, et son sang bouillonne dans ses veines; mais bientôt cette excitation cède à son excès même; le malheureux affamé retombe dans l'affaissement, et après plusieurs alternatives semblables, après plusieurs congestions inflammatoires, il tombe enfin, sans pouls, sans chaleur, sans voix, pour ne plus se relever (1). Cette résistance au besoin n'est pas la même chez tous les hommes; ainsi celui qu'habituellement un violent appétit domine, succombera plus vite; ainsi l'enfant succombe avant son père; témoin la quadruple mort d'Hugolin et de ses malheureux fils. D'autres circonstances peuvent aussi prolonger l'existence ; nous ne dirons rien de celle d'une vive inflammation qui nous ôte l'appétit et nous permet de ne nous nourrir que d'un peu d'eau pendant des vingt, trente et quarante jours. La coïncidence de la diminution des stimulants naturels, tels que l'oxigène, la lumière et la chaleur, en diminuant l'activité vitale, en prolonge la durée comme dans le cas récent des mineurs de Saint-Étienne dont nous parlons plus bas. Il est certains états nerveux qui produisent le même résultat; les fastes de la science ne manquent pas d'exemples de ces sortes d'abstinences pour ainsi dire miraculeuses; nous nous contenterons d'en rappeler quelques uns. On trouve dans Marcellus Donatus,

(1) Voyez, à cet égard, plusieurs observations publiées dans différents journaux, et, entre autres, celles de *Bradier*, par le docteur Scoutetten, dans les *Annales de la médecine physiologique*, t. II, p. 274; de *Granié* et de *Michelet*, dans le *Journal de la Société phrénologique*, qui tous trois se sont laissé mourir de faim ; ainsi que le cas dont M. le docteur Villeneuve a rapporté l'histoire à l'Académie de médecine en août 1831 ; ainsi qu'un musicien qui a succombé au bout de soixante jours, suivant la relation de la *Gazette des hôpitaux*, t. V, n° 42.

auteur du XVI^e siècle, plusieurs observations d'abstinences prolongées dont nous ne garantirions pas la parfaite authenticité. Il en est cependant de nos jours qui ne sont pas moins étonnantes, par exemple, celle d'une jeune fille qui vécut sans aliments ni boissons, dans un état de léthargie tétanique, pendant deux ans et demi (*Journal de Milan*); celle d'une autre fille, âgée de quarante ans, qui perdit l'appétit peu à peu, et resta quarante jours sans boire ni manger une première fois, puis quatre mois une seconde (*Répertoire de Turin*); celle d'une autre personne qui, au dire du docteur Fenaud de Missole, serait restée dix-sept mois dans une abstinence complète.

Tout en accueillant ces faits avec réserve, nous sommes forcés d'admettre qu'il existe réellement des exemples d'abstinence étonnamment prolongée.

On a vu une volonté énergique supporter bien long-temps un jeûne imposé par elle-même, dans un but de pénitence ou d'exercice moral. Ce n'est pas le moment pour nous de chercher jusqu'à quel point l'orgueil et la vanité peuvent contribuer à soutenir ces résolutions le plus souvent extravagantes; il nous suffit de constater que la volonté peut ici même exercer son empire, et ajourner, quels que soient ses motifs, à un moment plus ou moins éloigné la satisfaction du besoin d'alimentation. Nous saurons bientôt utiliser ce fait.

Il faut que la volonté soit bien forte pour dominer les exigences de ce besoin, quand elles deviennent impérieuses, car nous n'en connaissons pas qui commandent plus énergiquement l'obéissance. Voyez plutôt les masses : suivez une armée affamée, un vaisseau perdu sur les mers, chargé d'hommes et dépourvu de provisions; voyez une compagnie de mineurs ensevelis tout vivants dans leurs abîmes: ici la faim crie et fait taire tous les autres besoins, tous les autres sentiments; elle montre à découvert cet effroyable égoïsme que rien ne touche, que rien ne fléchit, qui veut vivre, vivre à tout prix, aux dépens de son semblable et de sa chair encore palpitante (1).

Voilà encore des faits; mais, pour nous consoler, opposons à ces horribles souvenirs celui dont la relation nous est nouvellement parvenue des mineurs de Saint-Étienne. Surpris par une inondation et réduits à vivre dans un petit espace où tout leur manquait, et l'air, et la chaleur, et la lumière, ils se partagèrent fraternellement le pain que l'un d'eux avait apporté pour son déjeuner, et celui qui avait fait son repas chez lui immédiatement avant la catastrophe, loin de le cacher, le déclara généreusement, ajoutant qu'il ne participerait point au par-

(1) Lisez l'histoire des naufragés de *la Méduse*, d'autres naufragés plus récents, et des mineurs de Liége en 1812, qui excitèrent deux d'entre eux à des querelles sanglantes, afin de dévorer le vaincu.

tage (Voy. cette observation dans le *Journal des connaissances médico-chirurgicales*, septembre 1836). Il y avait là une haute moralité, un empire de la volonté et des sentiments supérieurs que nous ne saurions trop admirer ; noble conduite que nous comprendrons plus tard du point de vue physiologique.

Ce qui résulte déjà pour nous de ces faits, c'est que le besoin d'alimentation est impérieux, et qu'il demande, comme les autres besoins de première classe, à être immédiatement satisfait ; c'est qu'il nous pousse à agir de suite, avant toute réflexion, sans aucune considération de ce qui lui est étranger ; c'est qu'il est aveugle et que par conséquent il est nécessaire qu'il soit éclairé ; c'est qu'il tend à dominer notre volonté, à opprimer toutes nos autres facultés dès qu'il se fait sentir, et par conséquent qu'il a besoin d'être réprimé et dirigé, si nous voulons qu'il ne dépasse pas les bornes que lui impose la loi de notre nature.

Nous venons de voir le besoin d'alimentation impérieux quand il n'est pas satisfait ; mais qu'on ne s'y trompe pas, il ne l'est pas moins lorsqu'on lui cède ; il l'est même d'autant plus qu'on lui obéit plus servilement et qu'on le flatte davantage.

La bonne chère et les boissons, la *gourmandise* et l'*ivrognerie*, tels sont les excès auxquels se laissent entraîner malheureusement tous les jours tant d'hommes qui ne vivent véritablement que pour boire et pour manger. Nous savons tous que rien n'abrutit comme la table; que s'il est vrai, jusqu'à un certain point, que *les soldats ont le cœur dans le ventre*, comme disait le grand Frédéric, il ne l'est pas moins que l'homme qui a trop bu ou trop mangé n'est bon à rien, qu'il n'a ni force ni courage, qu'il n'entend ni la voix du devoir, ni celle de la discipline; nous savons tous que, si une alimentation trop abondante nous rend inertes, des boissons ou des aliments trop excitants stimulent trop vivement nos viscères, nos sens, notre système nerveux, et, nous jetant dans la sensualité, donnent une activité exubérante à tous nos instincts, à toutes nos passions, à tout ce qui émeut et bouleverse notre économie, à tout ce qui est aveugle en nous, à tout ce qui tend à opprimer notre intelligence, notre volonté, nos sentiments supérieurs, et par conséquent à empêcher le développement d'une foule de facultés dont la nature nous a doués; nous savons que l'excès de nutrition ou de stimulation gastrique nous dispose à toute espèce de maladies, aux plus graves, aux plus longuement douloureuses, aux plus promptement mortelles; enfin nous savons que ces exemples effroyables de combustion humaine spontanée, qui ne laissent à la place du corps qu'un morceau de charbon, n'arrivent qu'aux personnes grasses qui ont abusé des liqueurs alcooliques au point d'en avoir imprégné toute la trame de leurs tissus organiques.

Eh bien! je le demande, est-ce dans l'intérêt de l'organisme que l'homme accumulerait en lui ces causes de destruction? Est-ce dans l'intérêt de l'organisme qu'il étoufferait la moitié des facultés dont l'organisme est doué? Et la physiologie est-elle embarrassée pour donner ici des lois au besoin de nutrition?

De tout temps, les fâcheux résultats de ces sortes d'excès ont été combattus; c'est dans ce but qu'ont été instituées en Amérique, puis en Angleterre, ces sociétés de tempérance qui ont déjà produit de si beaux résultats, parce que leurs principes sont fondés sur une saine physiologie.

Ici, chez nous, nous avons à mentionner l'*Institut de la morale universelle*, où l'instruction est en grande partie basée sur des principes physiologiques. Savez-vous comment on y moralise l'homme? c'est en lui parlant de ce qu'il comprend, de ce qu'il voit, de ce qu'il sent; c'est en lui montrant, par exemple, les effets physiques de l'ivrognerie et de la gourmandise; c'est en lui faisant comprendre que lorsque sa volonté est dominée par un besoin, ce n'est plus lui qui est le maître; que si l'homme croit faire ce qu'il veut, il se trompe, qu'il fait ce que veut sa sensualité; qu'il est esclave, qu'il veut l'être, qu'il se soumet volontairement à un tyran, et qu'en aliénant sa volonté, il s'ôte le pouvoir d'améliorer sa position et de contribuer à son bonheur autant qu'il est en lui. Voilà ce qu'on enseigne à l'Institut dont nous parlons, voilà ce qu'on aurait dû toujours enseigner, voilà ce qu'une physiologie positive veut que l'on prêche aux hommes, afin d'être entendu d'eux, des grands comme des petits, des pauvres d'esprit comme des sublimes génies, des masses comme des individus; voilà ce qui ne saurait répugner à aucune croyance, à aucun dogme, à aucun système, et ce que personne au monde ne saurait contester. Est-ce une trivialité? c'est une grande vérité qui apporte à l'homme le bonheur et la paix.

Certaines sectes philosophiques ou religieuses se sont imposé la loi de s'abstenir complétement de viande, de s'astreindre à un régime purement végétal, dans le but de rendre l'homme moins sujet aux passions, moins soumis à leur empire. On peut lire sur ce sujet, outre les morceaux de Plutarque et de J.-J. Rousseau, l'ouvrage moins connu de Porphyre, philosophe néoplatonicien de l'école d'Alexandrie en Égypte, qui abonde en excellentes raisons. Mais toutes ces vues sont systématiques et trop dédaigneuses de l'histoire naturelle de l'homme. L'anatomie nous prouve que son organisation tient, quant aux organes de la digestion, tout à la fois de celle des carnivores et des herbivores; vous ne devez donc exiger le régime végétal que dans un but d'hygiène individuel, pour tel cas particulier, et non pas comme règle générale. A cet égard, le précepte du maigre deux fois par semaine dans le catholicisme est beaucoup plus rationnel, beaucoup plus sainement hygiénique que le régime pythagoricien exclusif.

De tous les faits physiologiques que nous venons d'exposer dérive la loi que doit suivre l'homme sollicité à satisfaire le besoin d'alimentation. Il faut qu'il y obéisse assez pour entretenir la nutrition de ses organes et pour vivre; qu'il ne jouisse du plaisir attaché à la satisfaction de ce besoin que dans le but de ne pas l'oublier et d'y recourir aussi souvent que la nécessité l'exige. Mais qu'il ne prenne pas le moyen pour la fin, qu'il ne se laisse pas aller à la sensualité dans le but de jouir; et pourquoi? parce qu'il compromettrait la santé de son corps, parce qu'il sacrifierait injustement d'autres facultés qu'il possède, et qui, par cela seul qu'elles existent, ont droit de se développer, car elles contribuent ainsi à l'harmonie de l'organisme.

La sensation de la faim et celle de la soif sont là pour nous avertir qu'il est temps de sacrifier au besoin de nutrition; et les aliments comme les boissons les plus simples sont aussi les meilleurs, car ils ne cachent pas la satiété véritable sous un appétit factice, comme le font toutes les altérations que l'art fait subir aux uns et aux autres.

Chacun d'ailleurs, dans l'état de santé, doit apprendre à apprécier les limites véritables de son besoin de nutrition; mais le meilleur moyen de juger si l'on n'a pas dépassé les bornes, c'est d'éprouver, après avoir satisfait ce besoin, la facilité de son intelligence et l'empire de sa volonté. Celui qui, sortant de table, est apte au travail intellectuel et maître de toute espèce de résolution, celui-là n'a fait que remplir le vœu de la nature.

Il y a de la moralité à respecter l'harmonie des facultés de l'organisme.

### 3° *Besoin d'exonération.*

Je passerai rapidement sur le *besoin d'exonération* du superflu de la nutrition; tout le monde sait que l'état social nous impose, à cet égard, des règles dont notre santé a quelquefois beaucoup à souffrir.

On a vu plus d'une maladie être la suite de cette retenue imposée par les convenances sociales qui empêchent de satisfaire à quelqu'un de ces besoins, et les hommes de cabinet qui sont atteints de ces affections ont à se reprocher de n'avoir pas cédé, quand il le fallait, aux sollicitations d'un instinct conservateur; mais nous renvoyons pour tous ces détails, aux traités d'hygiène; il nous suffit de constater ici que l'harmonie de nos fonctions se trouble quand l'homme se refuse à satisfaire un juste besoin.

### 4° *Besoin de calorique.*

Quant au *besoin de calorique* il est encore inné en nous ; mais il varie suivant les pays, suivant les âges, et l'habitude a incontestablement ici une très grande puissance. Nous avons à le considérer sous le rapport de son influence sur la durée de la vie et sur le moral de l'homme ; le reste est du domaine de l'hygiène des autres fonctions.

On a voulu donner de la force aux corps et de la fermeté au caractère en plongeant les enfants naissants dans l'eau glacée et laissant habituellement leur corps presque à nu. Une telle pratique suivie indistinctement est digne des siècles barbares. Le besoin de chaleur est naturel à l'homme ; et l'homme ne résiste au froid extérieur qu'autant qu'il engendre lui-même du calorique ; or, chez l'enfant, cette puissance calorifique est à son moindre degré. En effet, d'après les recherches de M. Villermé, il meurt proportionnellement plus d'enfants que d'adultes, 1° dans les mois les plus froids de l'année ; 2° dans les provinces les plus septentrionales. Ainsi les mois de janvier, février et décembre sont les plus fatals aux enfants ; viennent ensuite les plus fortes chaleurs, et les mois les plus favorables sont ceux de chaleur modérée. Ainsi d'après des observations faites en 1818 et 1819, la mortalité des enfants est aux naissances, 1° dans le Nord, comme 1 est à 7,96; 2° dans le Midi, comme 1 est à 10,72. Dans le Midi, la mortalité diminue dès mars; dans le Nord, dès avril seulement; et le *minimum* de cette mortalité est, dans le Midi, en mai ou avril; dans le Nord, en juin. Dans les deux, les fortes chaleurs sont nuisibles. Le Midi de la France est donc plus favorable aux enfants dans toutes les saisons. D'après M. Quetelet, pour deux enfants qui meurent en janvier, il n'en meurt qu'un en juillet. A Genève, d'après M. Lombard, la mortalité pour les enfants nouveau-nés est double en janvier de ce qu'elle est en juillet et août.

D'autres recherches, faites par M. Herrmann, et consignées dans les *Annales d'hygiène*, prouvent qu'en Russie la mortalité des enfants est effroyable; et celles de M. Patin, à Troyes, donnent à très peu de différence près le même résultat (1).

(1) M. le docteur Patin annonce cependant un résultat contraire, et il prétend que la saison froide n'est véritablement nuisible qu'aux vieillards, dont elle augmente sensiblement la mortalité; tandis que l'été est plus fâcheux pour les enfants. L'erreur de M Patin vient de ce qu'il confond, sous le titre d'enfance, les dix premières années de la vie; car il résulte de ses tableaux même, que l'hiver compte le plus de mortalité parmi les enfants d'un mois, de trois mois, de six mois et d'une année. Voici l'ordre de

N'oublions pas, d'un autre côté, que, dans les climats brûlants, l'excès de chaleur est aussi nuisible à l'enfant que son excès contraire, et même davantage; car, suivant M. Villermé, l'hiver est plus meurtrier dans le Nord que dans le Midi, et l'été plus dans le Midi que dans le Nord.

L'enfant qui vient de naître a besoin de s'habituer peu à peu à la température du milieu où il arrive, ordinairement si basse comparativement à celle dans laquelle il a vécu neuf mois. Que si l'on veut brusquer ce passage, et soumettre subitement l'enfant à une différence de 25 ou 30°, on peut le tuer. S'il résiste, incontestablement c'est qu'il est fort, et ces épreuves répétées pourront contribuer à augmenter ses forces; mais pourquoi ne pas l'habituer progressivement à ce froid, contre lequel il a besoin de réagir si énergiquement?

Quant aux effets moraux du froid, ils sont bien moins positifs; seulement le défaut de calorique, comme son excès, cause une sensation pénible, qu'il est bon d'exercer l'enfant à supporter, pour

ces mois, suivant leur degré de léthalité. 1° Pour le premier mois : janvier, mars, novembre, août, septembre, octobre, février, avril, décembre, juillet, juin, mai; 2° pour la première année : octobre, septembre, janvier, août, mars, novembre, décembre, juillet, février, juin, avril, mai. Nous nous plaisons d'ailleurs à rendre justice au travail consciencieux et éclairé de notre confrère de Troyes, et nous désirerions qu'il eût beaucoup d'imitateurs.

l'habituer à résister à la douleur par la force de sa volonté.

Ce que nous venons de dire de l'enfant s'applique à l'homme adulte, avec cette différence que ce dernier possède au plus haut degré la puissance de calorification, tandis que le vieillard, redevenu enfant sous ce rapport, ne résiste plus au froid.

Après soixante-cinq ans, d'après M. Quetelet, le froid est aussi redoutable pour eux que pour les enfants, et deux ou trois vieillards meurent en hiver contre un en juillet. M. Lombard, de Genève, confirme ces résultats, et a constaté que le mois le plus chargé de mortalité pour les vieillards était février, et le moins chargé juillet. Suivant d'autres calculs, c'est janvier qui est le plus fatal aux vieillards comme aux enfants : c'est toujours l'hiver. Au reste, cette saison est, dans nos climats du moins, la moins favorable à la santé, et nous présente généralement la plus grande mortalité dans les hôpitaux comme dans l'armée, en France comme dans le Piémont, où les mêmes recherches ont été faites.

La volonté a encore ici beaucoup d'empire, car celui dont le moral est faible, dont le caractère est pusillanime, possède peu de force de réaction, et se laisse anéantir par l'action déprimante du froid. Faites donc entrer dans un plan d'éducation la résistance aux différentes intempéries atmosphériques, aux élévations de température, à ses abaissements subits, à toutes les variations auxquelles l'homme est sujet; mais ayez soin de proportionner ces exercices aux forces physiques, et ne méprisez jamais les lois physiologiques.

### 5° *Besoin de mouvement.*

Ce sont encore ces lois qui font naître dans l'homme le besoin *du mouvement*, besoin primitif, ainsi que l'a prouvé M. Broussais (Voyez sa *Physiologie appliquée à la pathologie*), qui agite déjà l'enfant dans le sein de sa mère, qui, plus tard, dirige ses bras vers sa nourrice, et essaie ses membres chancelants à soutenir son faible corps; qui, plus tard encore, le tourmente à tel point que l'immobilité est pour lui le plus intolérable supplice; qui, dans l'âge mûr, lui donne l'activité nécessaire à l'entretien de sa vie et à l'exécution de ses projets; qui, enfin, dans la vieillesse, s'éteint peu à peu, pour faire place au besoin de plus en plus pressant du repos, jusqu'à ce que ce dernier lui ait été donné pour toujours.

Nous n'aurions absolument rien à dire de ce besoin, qui paraît de nature à se renfermer spontanément dans des limites convenables, si l'histoire ne nous fournissait des exemples remarquables de l'influence de la volonté sur ses exigences. Tout le monde connaît ce trait de la vie de Socrate, qui resta vingt-quatre heures entières livré à la méditation, sans remuer, sans changer de position, immobile comme une statue. Les bonzes de l'Inde s'imposent aussi des pénitences semblables.

Dans ces cas, il y a peut être compression exagérée du besoin de mouvement, mais enfin il y a preuve démonstrative que la volonté a sur lui de l'empire. Cet empire sera toujours légitime toutes les fois qu'il aura pour but l'intérêt de l'organisme entier et de ses nombreuses facultés. Cependant n'oublions pas que ce besoin n'a pas été donné à l'homme sans nécessité, et qu'il doit sacrifier quelque chose à ses exigences, surtout chez les enfants; un rien les distrait, les émeut, les agite, les arrache au travail, les détourne de toute contention d'esprit prolongée. L'éducation doit tenir compte de ce besoin, et permettre à l'enfant, souvent dans la journée, de s'y livrer en toute liberté.

Nous ne nous étendrons pas plus au long sur ces *premiers besoins*, dont l'histoire est plutôt du ressort de l'hygiène des fonctions organiques, que de l'hygiène morale; il nous a suffi de montrer leur contact avec l'intelligence et la volonté, et l'influence réciproque que le moral doit exercer sur eux, et qu'eux-mêmes ont droit d'exercer sur le moral.

Que s'il se présentait un cas où ce fût une question, si on devrait satisfaire ou ne pas satisfaire à ces premières nécessités de la vie, au risque de sacrifier la vie elle-même, ce serait alors une affaire de moralité, de volonté, de haute intelligence, et nous dirons plus tard quelle délibération deviendrait nécessaire et quelle résolution devrait s'ensuivre(1).

### *Des penchants.*

Après les instincts proprement dits, viennent d'autres besoins plus compliqués, plus étendus, plus relevés, qui sont cependant encore instinctifs, parce qu'ils sont égoïstes et aveugles, et que l'on appelle *penchants*. L'homme va commencer à réagir contre la nature; à lutter contre les difficultés, à détruire les obstacles, à s'approprier ce qui lui est utile, ou ce qui lui est agréable; de là les penchants qu'en phrénologie on nomme *combativité*, *destructivité*, *acquisivité*. Gall définissait le premier, instinct de la défense de soi-même et de sa propriété, amour des rixes et des combats; le second, instinct carnassier, penchant au meurtre; le troisième, sentiment de la propriété, instinct de faire des provisions, convoitise, penchant au vol.

Quoi que l'on pense de ces dénominations de Gall, et quelque extension que l'on veuille donner

(1) Voyez la question du suicide à l'article de l'amour de la vie.

à chacune de ces facultés, personne ne saurait contester la réalité de ces penchants à combattre, à détruire, à acquérir ; ils sont primitifs et durables ; ils sont nécessaires à l'entretien de la vie, et ils se retrouvent chez tous les hommes, mais à différents degrés. Pour les bien connaître, il faut en étudier l'histoire dans les ouvrages de phrénologie ; pour nous, ce qu'il nous importe, c'est de constater leur existence, et, autant que possible, leur but primitif ; puis de connaître à fond leurs rapports avec les facultés supérieures et l'influence légitime que doivent revendiquer ces dernières.

### 1° *Combativité.*

« La *combativité*, dit M. Broussais (1), est une tendance à s'offenser par la résistance, à redoubler d'action pour vaincre l'opposition, à ne pas se laisser abattre, décourager ; et, lorsque l'organe est très prononcé, à déployer d'autant plus d'action, que l'obstacle est plus considérable. Cette impulsion est soutenue ; elle agit d'une manière continue sur le caractère, et fournit un fond de contradiction et d'opposition qui agit toujours du plus au moins. Ce n'est pas l'impulsion colérique du moment, l'emportement passager, mais c'est une hardiesse habituelle, soutenue, qui affronte le danger,

(1) *Cours de phrénologie*, p. 212.

qui le contemple sans s'effrayer et qui puise de nouvelles forces dans les obstacles qu'elle rencontre. »

La combativité, dans les limites voulues, c'est le courage, qualité nécessaire à l'homme. Si elle est en défaut, vous voyez se dessiner un caractère poltron, pusillanime; tandis que son excès rend audacieux, querelleur, imprudent, téméraire, au point que la disposition aux disputes devient une passion qui a besoin d'être satisfaite, et malheur alors à celui qui se trouve sur le passage d'un homme ainsi monté, il est presque sûr d'être insulté et forcé à entrer en lice.

Cherchons à apprécier les effets physiques et moraux de ces différentes dispositions.

Autant le développement normal de cette faculté est favorable à l'harmonie des fonctions, autant est fâcheux pour elle son défaut comme son excès. Le courage, non seulement nous rend capables d'affronter les dangers, mais encore maintient l'équilibre de la santé dans l'économie animale; et, en donnant de l'assurance, préserve des maladies ou soutient le moral dans leur cours.

Nous avons tous les jours, dans les hôpitaux, des exemples de ces heureux effets; nous augurons bien d'une maladie, même très grave, quand nous voyons que le malade supporte courageusement son mal et a confiance dans les remèdes, tandis que notre pronostic est fâcheux quand le patient se laisse abattre par la douleur et que les premiers remèdes lui ôtent toute énergie. Je dois le dire, rarement un médecin éclairé se trompe dans ces différents cas. L'homme courageux au physique l'est toujours au moral, à moins qu'une mauvaise éducation n'ait faussé son intelligence. Le courage ne préserve pas de la peur, mais il empêche que la peur ne soit un état habituel ; l'homme le plus courageux n'est pas maître de l'émotion passagère qu'une chose effrayante peut exciter en lui, mais il ne reste pas sous le coup de cette dépression, qui ne l'atteint que rarement, et il se redresse à l'instant.

Celui à qui la nature a refusé ce don précieux se trouble, tremble, s'agite et s'effraie à la moindre opposition, et, au lieu d'attaquer, recule au moindre danger réel ou supposé. Toutes ses fonctions sont bouleversées, toutes, depuis les plus organiques jusqu'aux plus intellectuelles. Personne n'ignore jusqu'à quel point la circulation du sang est dérangée ; cela peut aller jusqu'à un spasme mortel du cœur ; toutes les sécrétions, toutes les excrétions souffrent ; les unes sont supprimées, les autres sont augmentées ; la respiration, la déglutition sont gênées, la digestion est arrêtée, le mouvement est irrégulier, impossible ; enfin la figure est toute décomposée ; tout travail intellectuel, toute observation, toute réflexion, sont abolis; l'organisme est en danger; le physique est détraqué, et le moral a presque entièrement disparu. Tels sont les effets de la peur chez celui qui ne sait pas y résister; il ne pourrait long-temps supporter de semblables secousses; toutes sortes de maladies, mais spécialement les maladies du cœur, l'attendent, et vont empoisonner et raccourcir sa malheureuse existence.

La physiologie a-t-elle droit de parler ici, et de recommander de développer, par une éducation convenable, le penchant à la combativité quand elle le voit faiblement prononcé? ne fournit-elle même pas les meilleures raisons, les meilleurs arguments en sa faveur? La voie la plus sûre de parvenir à ce résultat, c'est, après avoir fait comprendre les fâcheux effets de la poltronnerie, d'en écarter tous les exemples, tous les récits; de montrer en riant aux enfants les causes presque toujours si vaines de leurs frayeurs; de leur apprendre comment on surmonte les dangers, et de leur fournir des exemples multipliés de courage, de luttes victorieuses et des avantages qu'elles entraînent. Mais qu'on se garde de croire que les boissons excitantes, qu'un peu d'eau-de-vie, donnent du courage à l'homme; ces boissons le stimulent, il est vrai, et le sortent de sa torpeur, mais n'en font qu'une bête brute, qu'un animal furieux, qu'une machine mue, comme un projectile, par une puissance étrangère, mais incapable de diriger, de soutenir et de renouveler son activité bientôt épuisée.

C'est une conduite opposée qu'il faut tenir vis-à-vis de celui qu'une impulsion trop violente porte sans cesse à l'attaque. Il est facile de lui faire voir qu'il est dominé par un mauvais penchant; car c'est un mauvais penchant que celui qui nous met sans cesse dans un état de lutte, comme si la vie n'était qu'un combat à mort; qui nous porte continuellement à la défense ou à l'attaque, comme si nous n'avions que des ennemis autour de nous, que des obstacles devant nos pas; qui, en nous maintenant dans un état violent d'excitation organique, favorise les congestions de sang, les ruptures des vaisseaux, etc.; qui, en nous faisant préventivement hostiles, nous rend nécessairement partiaux et injustes; qui, enfin, en nous poussant instinctivement et aveuglément à l'action, nous ôte toute liberté, toute moralité, et fait de nous de véritables brutes. Quant aux conséquences fâcheuses des rixes, et pour la santé, et pour les intérêts matériels, et pour la réputation, il nous suffit de les énoncer pour les faire comprendre.

Quelles déductions à tirer maintenant pour l'éducation? Il est très mauvais d'effrayer les enfants par des contes ou des surprises quelconques; il n'est pas moins détestable de s'amuser à entretenir le caractère taquin des uns, la témérité des autres. Il faut, dès la plus tendre enfance, agir comme on fera plus tard vis-à-vis des hommes, et pour règle, relativement à la combativité, suivre le précepte imposé par la physiologie : de développer toute faculté dans l'intérêt de l'organisme entier et de l'ensemble des besoins. Il ne faut jamais oublier que le meilleur moyen de diminuer l'action d'une faculté prédominante, c'est d'écarter soigneusement toutes les causes qui l'excitent, et spécialement tous les exemples de cette prédominance; comme le plus sûr, pour relever une faculté trop faible, c'est d'éloigner les exemples de cette faiblesse, et d'accumuler tous les cas contraires. Pour mieux frapper l'esprit des enfants, que l'on ne se contente pas de la parole et du discours écrit, que l'on ait recours aux moyens que les arts ont mis à notre disposition pour émouvoir nos semblables.

Quant à celui qui, parvenu à l'âge de raison, à la maturité, a besoin de se corriger d'un de ces défauts, soit de la poltronnerie, soit de la témérité, s'il se refuse à reconnaître dans ses actions les imperfections de son caractère, qu'il cède à l'évidence d'une démonstration organique, et qu'il apprenne à lire le langage de ses organes ; il lui apprendra que leur conformation même le porte, ou à s'effrayer à tort, ou à attaquer sans raison ; qu'il doit par conséquent s'efforcer de lutter contre ce penchant naturel, car il est libre de résister ou de céder sans résistance, et comme il résistera d'autant plus qu'il sera plus convaincu de la nécessité de résister, rien ne pourra lui être d'un secours plus efficace que la phrénologie. Ici, en effet, les preuves matérielles viennent à l'appui des preuves morales; c'est la logique des faits qui confirme ou plutôt qui fonde la logique du raisonnement.

Je suis convaincu que l'homme ne se fait si souvent illusion sur ses défauts que parce qu'on ne lui en donne que des preuves, à ses yeux contestables. Lui reproche-t-on sa pusillanimité, il explique sa conduite par des considérations de convenances qui ont quelque valeur à ses propres yeux. Dès lors, comment voulez-vous qu'il sente la nécessité de se réformer?

Mais si à ses actions vous pouvez joindre, pour preuve, son organisation qui l'entraîne, et si la concordance entre l'une et les autres est incontestable, il faudra bien qu'il se rende, et au lieu, par un faux amour-propre, d'excuser ses défauts sous de vains prétextes, il mettra toute sa gloire à s'en défaire; il comprendra nettement qu'il ne peut qu'y gagner sous tous les rapports; tandis que, s'il ne résiste pas, la victoire sera de plus en plus difficile, l'habitude étant de plus en plus enracinée, l'habitude, cette seconde nature qui aurait pu lutter avec avantage contre la première, tandis qu'elle s'est laissée lâchement entraîner par elle.

2° *Destructivité.*

Tout ce que nous venons de dire de l'éducation du penchant à la combativité peut s'appliquer et s'applique à merveille à celui de la *destructivité.*

L'existence de ce penchant ne saurait faire l'objet du moindre doute; nous voyons dans la nature qu'il n'est pas un seul être qui ne vive de destruction; destruction de la matière inanimée, destruction des êtres organisés : partout règne la destruction.

Écoutez Laplace qui vous raconte la formation des planètes, des comètes et des étoiles; c'est de la destruction gigantesque.

« Quelle que soit, dit-il, la nature de la cause dont il s'agit, puisqu'elle a produit ou dirigé les mouvements des planètes, il faut qu'elle ait embrassé tous ces corps, et, vu les distances qui les séparent, elle ne peut avoir été qu'un fluide d'une immense étendue : pour leur avoir donné, dans le même sens, un mouvement presque circulaire autour du soleil, il faut que ce fluide ait environné cet astre comme une atmosphère. La considération des mouvements planétaires nous conduit donc à penser qu'en vertu d'une chaleur excessive, l'atmosphère du soleil s'est primitivement étendue au-delà des orbes de toutes les planètes, et qu'elle s'est resserrée successivement jusqu'à ses limites actuelles.

» Dans l'état primitif où nous supposons le soleil, il ressemblait aux nébuleuses que le télescope nous montre, composées d'un noyau plus ou moins brillant, entouré d'une nébulosité, qui, en se condensant à la surface du noyau, doit la transformer un jour en étoile. Si l'on conçoit, par analogie, toutes les étoiles formées de cette manière, on peut imaginer leur état antérieur de nébulosité, précédé lui-même par d'autres états dans lesquels la matière nébuleuse était de plus en plus diffuse, le noyau étant de moins en moins lumineux et dense. On arrive ainsi, en remontant aussi loin qu'il est possible, à une nébulosité tellement diffuse, que l'on pourrait à peine en soupçonner l'existence.

» Mais comment l'atmosphère solaire a-t-elle déterminé les mouvements de rotation et de révolution des planètes et des satellites?

» Si ces corps avaient pénétré profondément dans cette atmosphère, sa résistance les aurait fait tomber sur le soleil; on est donc conduit à croire avec beaucoup de vraisemblance, que les planètes ont été formées aux limites successives de l'atmosphère solaire, qui, en se resserrant par le refroidissement, a dû abandonner dans le plan de son équateur des zones de vapeurs que l'attraction mutuelle de leurs molécules a changées en divers sphéroïdes. Les satellites ont été pareillement formés par les atmosphères de leurs planètes respectives.

» La vitesse angulaire de rotation du soleil et des planètes s'étant accélérée par la condensation successive de leurs atmosphères à leurs surfaces, elle doit surpasser la vitesse angulaire de révolution des corps les plus voisins qui circulent autour d'eux. C'est, en effet, ce que l'observation confirme à l'égard des planètes et des satellites, et même par rapport à l'anneau de Saturne, dont la durée de révolution est 0,438, tandis que la durée de rotation de Saturne est 0,427.

» On peut regarder les comètes comme de petites nébuleuses à noyaux, errantes de systèmes en systèmes solaires, et formées par la condensation de la matière nébuleuse répandue avec tant de profusion dans l'univers. Les comètes seraient ainsi, par rapport à notre système, ce que les aérolithes sont relativement à la terre à laquelle ils paraissent étrangers. (*Essai philosophique sur les probabilités.*)

Vous voyez que la terre et les autres planètes ne doivent leur existence qu'à la décomposition d'un monde solaire dont elles ne sont que des fragments détachés.

Lisez l'histoire du globe, celle des plantes, celle

des animaux; partout où commence l'existence, l'existence a fini; des débris de la terre primitive s'élève la première plante; des parties décomposées du végétal naissent les premiers animaux, et le plus bas de ceux-ci sert bientôt de pâture à celui que son organisation place au-dessus de lui.

Après avoir parlé de la facilité avec laquelle on admit, dans le monde, le *talent de construire* comme faculté primitive, M. Lélut poursuit : « Il n'en fut pas de même pour l'*instinct carnassier*, pour le sens du meurtre et de la destruction ; ce fut presque un concert de malédictions contre le philosophe qui avait osé proposer l'admission d'une pareille faculté dans la psychologie. Assimiler l'homme aux animaux carnassiers, au loup-cervier, au tigre, à l'hyène, en faire un meurtrier, un incendiaire, il y avait là presque de l'immoralité; et les opposants qui tenaient un pareil langage ne s'apercevaient pas ou ne voulaient pas s'apercevoir que tout ce qui les entoure n'est qu'une scène de carnage ou de destruction dont ils sont eux-mêmes les principaux acteurs; que l'herbe des champs est *dévorée* par la brebis, qui est *dévorée* par le loup, qui est *tué* par l'homme, qui se *détruit* et se *dévore* lui-même ; que nos festins, nos plaisirs de la chasse, du cirque, de l'amphithéâtre, notre point d'honneur, notre gloire guerrière, tout cela n'est que du sang; que nos lois en sont imprégnées, et qu'elles proclament depuis des siècles la nécessité du meurtre pour réprimer le meurtre qui se reproduit toujours... C'était une honte que tant d'inconséquences; il fallut bien avouer qu'on n'y avait pas vu clair. L'instinct passa, et il fut bien constaté que, pour la conservation de l'espèce, comme pour celle de l'individu, ce n'est pas assez de la mort naturelle, et que la mort violente est aussi une institution de la nature. » (*Qu'est-ce que la phrénologie?* p. 260-262.)

Cette faculté de la destructivité imprime à l'homme un remarquable caractère de vigueur et d'action; elle lui donne une irritabilité qui a besoin certainement d'être modérée, mais sans laquelle l'inertie devient une habitude, et toutes les saillies de l'existence sont effacées.

Celui chez qui ce penchant n'a pas de force craint l'action, et ne sait pas réagir contre les influences auxquelles il est en butte; son caractère mou répond à peine aux impressions qu'il reçoit. Pour le sortir de son apathie, pour le mettre en mouvement, pour le faire agir, il faut le stimuler sans cesse et de mille manières différentes; il hait tout ce qui est vif, il a peur de tout ce qui est violent; il veut bien des plaisirs et des sensations nouvelles, pourvu qu'il ne soit pas forcé de les aller péniblement chercher. Un spectacle bruyant, une scène désastreuse, se présentent-ils, il les fuit à la hâte; et s'il faut agir par la violence, s'il faut détruire des obstacles et sacrifier des existences, il ne saurait y consentir; le cœur lui manque au moment décisif; il ne faut pas compter sur lui dans le danger. Toutes ses facultés en général sont privées de cette incitation qui les pousse à se développer, à s'étendre, à se déployer au loin; ses paroles sont toujours douces et inoffensives, jamais énergiques et vibrantes; ses écrits sont ennuyeux de modération et d'égalité; enfin, et pour tout dire en un mot, la vie manque à cet être inanimé, c'est un calme plat désespérant.

Il en est tout autrement de celui que ce penchant domine; certains peuples, certains individus nous en offrent des exemples frappants. Pour en avoir la preuve, comparez le caractère et la conformation du crâne des Caraïbes avec le caractère et la conformation du crâne des Indous, et vous serez frappé d'une telle différence, qu'il vous sera pour ainsi dire difficile de croire à une seule et même espèce dans ces deux peuples.

Depuis l'irritabilité la plus innocente jusqu'aux actes les plus féroces, nous voyons la destructivité faire sentir sa sévère, sa fougueuse, sa fatale influence. La vie d'un homme tel que celui que nous supposons est une mer orageuse; ses passions sont des tempêtes, ses colères sont des éclats de foudre qui brisent tout, et l'organisme d'où elle part, et les êtres qu'elle atteint dans sa course. De tels hommes poussent l'énergie jusqu'à la brutalité, jusqu'à la barbarie; il n'y a d'animé pour eux que les scènes de carnage. La vivacité, l'impétuosité des émotions qui les agitent se peignent sur leurs visages à contractions mobiles, dans leurs yeux flamboyants, dans leurs gestes convulsifs, dans leur accent de tonnerre. C'est à l'excès de ce penchant que se rattache la *colère*, ce vice hideux qui rend l'homme aveugle et injuste, qui fait si souvent de l'innocent un coupable; la colère qui mène à la *rage* et à la *fureur*, c'est-à-dire aux expressions les plus laides et les plus révoltantes de l'activité humaine. Puis l'homme ainsi dominé, indifférent à la souffrance des autres, se plaît souvent à l'exciter, sinon chez l'homme, du moins chez les animaux.

Peut-être trouvera-t-on qu'ici j'exagère; si c'est dans quelques expressions, ce n'est certes pas du moins dans le fond de la pensée, et d'ailleurs le grand développement de la destructivité marche en général avec une semblable prédominance du côté des autres penchants et des autres facultés instinctives; et, dans ce cas, le tableau que je viens de tracer est trop faible et a besoin d'être renforcé.

N'allez pas croire cependant qu'un penchant si violent fasse nécessairement de l'homme un criminel. Non, il faut pour cela qu'une mauvaise éducation s'y joigne, ou que le défaut de qualités morales et d'intelligence ait exposé l'homme sans défense aux pernicieuses influences d'une profonde misère et surtout d'une société dépravée; car l'histoire de la vie des criminels nous les montre presque tous débutant par la misère, et vivant au milieu de vagabonds déjà radicalement corrompus. Voilà la règle; les exemples contraires sont excessivement rares, et s'expliquent par l'influence d'autres circonstances (1).

Si nous en croyons de consciencieuses recherches, l'organisation est loin d'être ici seule coupable; bien des influences étrangères viennent s'y joindre, et la société elle-même ne saurait se considérer comme exempte de reproches. La statistique nous apprend, à cet égard, que les pays les plus pauvres sont aussi ceux où il se commet le plus de crimes; que les crimes contre les personnes, c'est-à-dire les blessures graves et les assassinats, sont plus fréquents en été et plus nombreux dans les départements du Midi, sous l'influence de la chaleur qui stimule tous nos appareils organiques, qui agite notre système nerveux, qui excite notre cerveau, et nous dispose au délire et à l'aliénation mentale.

Ainsi, d'après M. Guerry, tandis que, en fait de crimes contre les personnes, il y en a 1 sur 11,004

(1) Voyez l'ouvrage de M. Appert.

habitants dans le Sud, il y en a 1 sur 19964 dans le Nord; et les départements où il s'en présente le moins sont les plus instruits et les plus riches, comme ceux du Centre, où l'on n'en rencontre que 1 sur 22,168 habitants. La statistique criminelle pour 1834, tout récemment publiée, donne des chiffres tout-à-fait conformes aux précédents. Par exemple, on y voit, sur 100 crimes, 87 contre les personnes en Corse, tandis qu'il n'y en a que 61 dans l'Arriége, 57 dans les Pyrénées-Orientales, 56 dans la Lozère, 53 dans la Haute-Loire, 52 dans le Haut-Rhin et l'Hérault, 17 dans la Seine-Inférieure et 10 seulement dans la Seine. On fait même remarquer que des proportions semblables se conservent depuis 1831.

Vous le voyez ici, aussi évidemment qu'à l'occasion du besoin de nutrition, la faculté de destructivité varie non seulement suivant l'organisation, mais encore suivant les influences extérieures, suivant les modificateurs de cette organisation; et la loi de régularisation ou d'éducation de cette faculté ne saurait être la même ni chez tous les hommes, ni dans tous les pays, ni même, à la rigueur, dans toutes les saisons. Mais avant d'en venir là, faisons connaître les résultats, pour l'organisme, du défaut et de l'excès de développement de ce penchant primordial.

Quand il pèche par faiblesse, nous voyons se reproduire à peu près ce qui nous a frappé lors du défaut de combativité; il y a trop de laisser-aller dans les fonctions organiques et animales, la réaction contre les influences délétères est nulle, les mouvements critiques sont difficiles et imparfaits; les premiers besoins, mal servis, ne sont pas suffisamment satisfaits, et les facultés intellectuelles et morales ne sortent que difficilement de leur torpeur pour venir au secours de l'organisme languissant, ou pour remplir la mission élevée qui leur a été confiée.

Quant aux résultats de l'excès contraire à celui dont nous venons de parler, ils sont patents.

Qu'on se rappelle ceux de l'influence d'une combativité trop forte, ils y sont bien analogues. Ici, en effet, qui ne voit que puisque ce penchant entraîne les mouvements les plus désordonnés, les passions les plus féroces, il ébranle toute la machine animale : un homme qui tue son semblable, c'est un cratère qui, dans le bouillonnement de ses entrailles enflammées, vomit autour de lui la mort et la destruction. L'homme irritable et sans cesse en *colère* sent se précipiter les battements de son cœur et le cours du sang dans ses artères; il épuise sa force nerveuse et s'expose à briser la trame de ses tissus; aussi n'échappe-t-il au feu dévorant des inflammations que par de bienfaisantes effusions de sang spontanément développées ou pratiquées par un art salutaire. *Ira furor brevis est* (Horace); la colère est une courte démence ; rien de plus vrai ; l'homme en proie à cette dégradante passion est effrayant à voir : son visage rougit, ses pommettes se colorent, ses yeux injectés semblent sortir des orbitres, la salive jaillit de sa bouche, et sa langue épaissie ne prononce déjà plus distinctement les mots ; un degré de plus, et l'apoplexie a frappé. Aussi, le cerveau, opprimé sous un tel torrent, n'est plus libre de fonctionner, et toutes les facultés intellectuelles et morales de l'homme sont comme anéanties. Mais la volonté saurait-elle ici conserver de l'empire? Autant et plus que sur les facultés dont nous avons parlé jusqu'à présent. Je n'en veux pour preuve que Socrate, que la nature avait créé l'homme le plus irritable, et qui s'était fait le plus doux, le plus patient par la seule force de sa volonté. Vous trouveriez encore beaucoup d'autres exemples, un grand nombre parmi les chrétiens primitifs, parmi des hommes véritablement religieux ; car le vice de la *colère* est si commun et si détestable en même temps, qu'il n'en est guère dont les religions se soient plus sérieusement occupées, qu'elles aient plus sévèrement attaqués, contre lesquels elles aient cherché plus d'armes défensives.

Quant à nous, nous le condamnons, ce vice, avec tous ceux qu'entraîne l'excès de destructivité, comme nuisible à l'homme, comme portant atteinte à sa santé, comme injustement dominateur, comme oppresseur de ses facultés intellectuelles et morales. Ne nous faisons pas illusion cependant, et avouons qu'il est besoin pour se corriger d'une volonté forte, aidée d'une intelligence éclairée et de sentiments bienveillants, car le plus souvent vous avez à lutter non seulement contre le penchant de la destructivité, mais encore contre tous ceux qui, analogues à lui, lui servent d'auxiliaires. Parmi les facultés, en effet, suivant les précieuses observations de M. Broussais (Cours de phrénologie), les unes sont pour ainsi dire naturellement antagonistes, et les autres auxiliaires de chacune d'elles.

Chez l'enfant, si vous avez à craindre trop d'apathie, parlez-lui de combat, mais que ce soit par gradation et en commençant par ce qu'il y a de moins effrayant, en insistant sur ce qu'il y a de plus utile et de plus glorieux. Montrez à l'homme qu'il a été doué d'une activité nécessaire à sa subsistance, que c'est dans son propre intérêt qu'il doit déployer son énergie. Que l'histoire vienne à votre secours, et frappe son oreille et ses yeux des faits les plus éclatants ; et disposez-le ainsi à supporter le spectacle du sang ; car il le faut, oui, c'est dans l'intérêt de l'homme, il faut qu'il voie couler sans pâlir le sang des animaux, le sang de son semblable. Combien de femmes, combien d'hommes même ont manqué, dans le danger pressant, à leurs amis, à leurs parents, faute de cette force de caractère ?

Cependant, ce sont plutôt les cas opposés qui se présentent à nous. Ne laissez pas un enfant s'amuser à faire souffrir le plus petit animal ; qu'il sache que la destruction est toujours quelque chose de triste; que ces êtres qu'il se plaît à détruire au milieu des souffrances ont droit d'exister comme lui. Et toutes les fois que vous avez affaire à un caractère très irritable, ne croyez pas qu'il faille faiblir et céder à ses exigences, comme si vous aviez peur du bruit, des menaces et de la puissance de l'enfant; mais gardez-vous aussi d'exciter cette irritabilité par une opposition mal entendue ou injuste : cédez si vous avez tort, en montrant pour quel motif vous cédez; et résistez quand vous avez raison, non par la colère, non par l'emportement, non par les menaces et les coups, mais par le sang-froid et l'impassibilité. L'irritabilité la plus faible au commencement s'avive et s'élève rapidement à la plus grande exaltation par l'opposition avec une autre irritabilité ; mais quelque vive, quelque violente qu'elle soit, elle se brise contre la force d'inertie.

Que votre conduite soit la même envers l'homme adulte, entraîné par le même penchant ; écartez de lui, comme de l'enfant, tous les récits, tous les tableaux de combats et de carnage, et montrez l'influence presque sans bornes d'une douceur inaltérable, l'autorité souvent si merveilleuse d'un imperturbable sang-froid. Combien ne vous sera-t-il pas facile de faire voir que l'homme maître de lui-même domine l'homme en colère de toute la puissance de l'intelligence et de la volonté sur la nature brute et inorganique ! Et qui ne sentira pas, si on se donne la peine de lui en exposer la raison, que les excès de ce penchant nuisent d'abord à celui qui s'y laisse entraîner, et plus encore à lui qu'aux autres ; ébranlent, détraquent son organisme, et le font descendre au rang des animaux, en le privant de ce qui l'élève au-dessus d'eux ?

### 3° *Acquisivité.*

Le *penchant à acquérir* et *à posséder*, bien que moins énergique dans son expression que le précédent, n'est pas moins influent que lui sur le caractère et la destinée de l'homme. Que l'homme désire d'avoir, rien de plus naturel; il a besoin de posséder pour vivre, ne fût-ce que les choses nécessaires à sa subsistance, à sa conservation individuelle et à celle de sa famille, comme des aliments ou ce qui en fournit, c'est-à-dire de la terre et des troupeaux ; comme des armes, des vêtements; viennent ensuite les choses utiles, puis les choses agréables, presque aussi nécessaires que celles-ci; tout cela ne peut manquer d'exciter les désirs de l'homme, et ce n'est pas sans raison qu'une jouissance a été attachée à la possession. L'homme qui ne s'occupe pas d'acquérir et qui n'attache pas de prix à la propriété, n'est pas en mesure avec les nécessités de la vie, quelque retiré qu'il vive, ni avec les exigences sociales quand il vit au milieu des sociétés. Tout ce qui est gain, profit, acquisition, lui est indifférent; il ne tient à rien de ce qu'il possède et pense encore moins à amasser pour l'avenir; il est alors désintéressé au suprême degré. Mais cette espèce de désintéressement n'est-elle pas plutôt un défaut qu'une vertu? car, outre qu'il y a peu de mérite à laisser aller ce qui ne nous paraît nullement précieux, c'est de la négligence que de ne pas se pourvoir de ce qui est nécessaire à son entretien, et c'est se rendre coupable que de laisser manquer soi-même et sa famille. Un tel caractère s'allie quelquefois d'ailleurs avec le désir des honneurs ou de la puissance; mais, dans ce cas, ce sont d'autres facultés qui sont en jeu, l'amour de la propriété n'y est pour rien.

A vrai dire, notre société actuelle pèche moins par défaut que par excès d'acquisivité. C'est même un des caractères saillants de notre époque d'être en grande partie dominée par l'intérêt; aussi c'est principalement sur cette sorte de tendance que nous devons le plus longuement insister.

Pour bien comprendre l'influence de cette faculté, il faut successivement l'étudier à part et dans ses rapports avec les autres facultés. Quand elle agit sans opposition, elle ne tarde pas à envahir toute l'existence. Posséder n'est plus un moyen, c'est un but; l'on veut posséder pour le plaisir de posséder, et la vie n'est pas assez longue pour acquérir tout ce qu'on veut amasser. Toutes les pensées, toutes les actions, sont dirigées vers ce but; toutes les circonstances de la vie réveillent l'idée de propriété ; on en exagère l'importance, on lui subordonne les autres motifs d'action ; on la suppose partout ; on veut expliquer par elle toutes les actions des hommes. La richesse fait le mérite ; on excuse une conduite évidemment condamnable aux yeux de tous, parce que l'amour de la propriété en était le principal mobile ; la moindre perte de fortune est un chagrin poignant, et le comble de la joie est dans une augmentation de richesse.

Parlez à un homme organisé comme nous le supposons maintenant, de science et de beaux-arts, il ne comprendra rien à vos paroles, se rira de votre enthousiasme d'artiste, de votre dévouement scientifique, condamnera toutes les dépenses qui auraient pour but de satisfaire ces besoins du beau et du vrai, et traitera de niais ou de dupes ceux qui emploient leur fortune dans ce sens. Ce n'est pas tout ; les questions morales n'auront à ses yeux guère plus d'importance, ou du moins n'en auront qu'une secondaire ; ce n'est pas lui qui cédera à des sentiments généreux, qui visera au progrès intellectuel, à l'amélioration sociale. Rien n'inspire plus d'égoïsme que l'instinct de la propriété quand il est trop puissant. Rien non plus ne rend plus injuste envers les intentions des autres, et l'on ne voit, dans la vie la plus dévouée au bonheur des hommes, à la bienfaisance et à l'instruction, qu'un passe-temps d'oisif, ou qu'un moyen de faire parler de soi.

C'est donc ici, et le même genre d'abus, et le même résultat que précédemment; c'est toujours une faculté qui sacrifie, comme un tyran, un peuple de facultés à son bon plaisir. Toutefois elle ne réussit pas toujours, quelque puissante qu'elle soit, et son omnipotence est balancée ou par la nature, ou par l'éducation, ou par l'une et l'autre réunies. La nature, en effet, tout en donnant à tel homme un instinct de la propriété des plus énergiques, a pu le douer aussi d'autres instincts, d'autres penchants, d'autres facultés non moins actives, et alors le caractère peut être singulièrement modifié.

Si ce sont des instincts de même genre, d'une

tendance aussi égoïste, l'acquisivité se montre dans toute sa laideur, et l'avarice sordide et la cupidité la plus basse en sont la déplorable expression.

Je ne parle pas du vol, car il n'est pas, du moins à mon avis, le résultat nécessaire de la prédominance de cet instinct; le plus avare des hommes peut encore être honnête. Il faut, pour que l'homme descende jusque là, qu'il manque absolument des sentiments supérieurs, de l'esprit de justice spécialement, et surtout qu'une mauvaise éducation, que de misérables exemples l'aient entraîné.

En général, c'est parmi les vagabonds, parmi ceux que poursuit la détresse, que se recrutent les voleurs; diminuer la misère du peuple, ce serait donc diminuer le nombre des coupables, et la société ne saurait se considérer à cet égard comme à l'abri de tout reproche. Ainsi, les recherches statistiques nous prouvent que les crimes contre les personnes sont plus nombreux en été sous l'influence de l'excitation de la chaleur, tandis que les crimes contre les propriétés sont plus nombreux en hiver, à l'époque de l'année où les denrées de première nécessité ont augmenté de prix, où le pauvre souffre le plus de sa misère. Par une admirable concordance, les crimes contre les propriétés sont en proportion plus grande dans les départements du Nord que dans ceux du Midi; il y en a 1 sur 3,984 habitants dans les premiers, et 1 sur 7,534 dans les seconds. Enfin, les départements du Centre n'en offrent que 1 sur 8,265. (Voyez le mémoire de M. Guerry et la statistique criminelle pour 1834, dernièrement publiée.)

Peut-être, d'un autre côté, est-ce aller trop loin que de dire, avec M. Quetelet, que c'est la société qui prépare le crime et que le coupable n'est que l'instrument qui l'exécute (1). Les vices de la société ne suffisent pas pour faire les coupables, témoin la foule des honnêtes gens malheureux ; il faut encore les vices de l'homme ; mais ces vices, une éducation convenable peut en atténuer les fâcheux effets.

Jusqu'à présent la société ne s'est guère occupée que de l'instruction des hommes, et quoique, d'après les recherches de M. Guerry, l'instruction élémentaire n'ait pas diminué le nombre des crimes, il nous importe de constater que plus des deux tiers des condamnés ne savent ni lire ni écrire, ou ne le savent que très imparfaitement. (Voyez Annales d'hygiène, juillet 1831, et la statistique crimi-

(1) La pensée de M. Quetelet, pour être bien comprise, a besoin du passage qui précède cette phrase; le voici : « Ainsi l'homme commet le crime avec autant de régularité au moins qu'il compte annuellement de naissances, de décès ou de mariages, et avec plus de régularité que ne se font les dépenses et les recettes du trésor. Mais aucun des éléments qui le concernent, et qui ont été calculés dans notre tableau, ne varie dans des limites plus larges que le prix des grains. D'où il suit que c'est la société, etc. »

nelle pour 1834.) M. Villermé avait déjà remarqué qu'avec le développement de la civilisation, le nombre des crimes contre les personnes diminue, tandis que celui des crimes contre les propriétés augmente ; mais que les pays ou les départements où il y a le plus de propriétaires dans l'aisance, avec une bonne instruction primaire, sont ceux où il y a le moins de crimes de toute espèce. L'influence de l'éducation, de l'exemple, des circonstances extérieures, est donc tout aussi incontestable que celle de l'organisation ; mais avant de tirer de ce double fait des règles de conduite, voyons comment se manifeste l'instinct de la propriété quand il est modifié par d'autres tendances de nature différente.

« Les oppositions à cet organe, dit M. Broussais, se trouvent dans l'intelligence, qui règle les conditions auxquelles on peut posséder ; dans la bienveillance, qui inspire le désir de partager ce qu'on possède avec d'autres, afin de leur faire plaisir, par la jouissance que l'on trouve à faire du bien.

» La conscience lui sert aussi de correctif; l'amitié, les affections de famille le modifient, car beaucoup d'avares sont généreux envers les personnes qui leur appartiennent de près, etc. (Pag. 253-254). » Quand les masses intellectuelles, quand des sentiments moraux sont très-développés en même temps que le penchant à acquérir et à posséder, quand l'éducation a fortement combattu ce penchant, le crime est impossible, mais le vice peut subsister; seulement il n'est pas autant en évidence, il faut le chercher pour le trouver, car il ne paraît que de temps en temps dans des circonstances déterminantes. Cependant un observateur attentif sait distinguer, à côté d'une grande générosité, une lésinerie misérable; les impulsions les plus nobles, les élans les plus élevés, sont souvent arrêtés, ou du moins suspendus par cet instinct de la propriété qui calcule et ne sait s'émouvoir que dans son propre intérêt.

Le désir d'avoir, l'amour de la propriété, n'est pas toujours l'*avarice;* le caractère de l'avare est certainement de chercher à acquérir, mais c'est encore plus de garder ce qu'il possède; il craint plus de donner qu'il ne désire d'acquérir. Si mes observations sont exactes, et mes examens crânioscopiques viennent à leur appui, les actes hideux de l'avare sont inconciliables avec les sentiments excentriques, avec les passions expansives, et son organisation est incompatible avec l'organisation poétique et artistique. Remarquez que cette dernière n'exclut cependant pas le désir d'avoir, poussé jusqu'à la cupidité, mais ce n'est pas là de l'avarice; ce défaut s'allie même encore assez souvent à la prodigalité. L'avarice ne s'allie guère non plus avec une vaste intelligence; elle n'est donc qu'une des formes, une des manifestations de l'instinct de la propriété ou de l'acquisivité exagérée.

Si nous passons maintenant à l'hygiène de ce penchant, il nous sera facile d'établir un plan d'éducation physiologique.

Développer le penchant, s'il ne l'est pas assez; en diminuer l'action, s'il l'est trop, telle est la conduite que l'on a à tenir ici, comme pour tous les autres besoins. Mais comment arriver à ce résultat? Il est facile d'apercevoir, chez l'enfant, les germes des défauts dont il est ici question, quand on s'étudie à les distinguer.

Celui chez qui est trop faible le sentiment de la propriété ne tient pas à ses joujoux, ne s'occupe pas de les conserver, ne se réjouit pas de les posséder, ne s'afflige pas de les perdre, et les oublie aussitôt que la première impression est passée; il ne pense pas à garder pour l'avenir ce qu'il reçoit actuellement; il perd, il dissémine, il détériore, il donne tout ce qu'il reçoit et ne sait rien garder pour lui. Faites sentir à cet enfant les angoisses d'une privation prolongée, qu'il apprenne que c'est par sa faute qu'il a souffert, et que s'il avait eu un peu d'instinct de prévoyance, il se serait évité cette souffrance, et se serait, à la place, procuré de vives jouissances. A l'homme raisonnable vous ferez comprendre l'institution sacrée de la nature qui, pour que l'homme pût subsister, lui a donné le désir d'avoir et l'amour de la propriété. Rendez patents à ses yeux, par des exemples choisis, les déplorables suites de la prodigalité; à côté de l'homme sans ordre, qui, n'ayant jamais rien, en est toujours réduit aux expédients, placez l'homme économe qui, suivant les principes du grand Franklin, avec peu de chose se fait un revenu, amasse une fortune, se rend indépendant et ne tarde pas à avoir assez pour venir au secours des autres. Qu'il sache que ce ne sont pas là des histoires faites à plaisir, que l'ordre et l'économie sont une véritable fortune, beaucoup plus solide qu'un patrimoine, car elle est de nature à s'entretenir toujours, à se renouveler sans cesse, à augmenter dans une progression indéfinie. Les exemples ne vous manqueront pas pour lui prouver que la position d'un homme qui ne sait rien acquérir et rien garder, est des plus insupportables et des plus humiliantes; que la fortune la plus immense ne résiste point aux folles dépenses, point au désordre, point à la prodigalité; que celui qui néglige le soin de sa fortune, enchaîne ses facultés, rétrécit son existence et se prive volontairement non seulement du plaisir d'avoir et de satisfaire à tous ses besoins, mais encore de la puissance de venir au secours de ses semblables et d'exercer la noble vertu d'une bienfaisance éclairée. C'est dans son propre intérêt, c'est dans l'intérêt des siens, c'est dans l'intérêt de la société que l'économie est commandée à l'homme.

Je viens de citer Franklin, j'en pourrais citer cent autres ; mais un exemple tout récent frappera peut-être davantage : c'est celui de l'infortuné Beauvisage, qu'un déplorable accident, la chute d'une diligence, vient tout récemment d'enlever à la société. Ce célèbre manufacturier s'était élevé, par son seul travail, par sa seule économie, sans avoir rien reçu de ses parents, de l'état de simple ouvrier au plus haut rang des industriels. Parvenu à une grande fortune, à quoi employa-t-il ses richesses ? à améliorer son art, à le perfectionner, à l'agrandir, à inventer, à mettre à l'épreuve de nouvelles méthodes, de nouveaux procédés. De fortes sommes furent consacrées à ces essais qui ne furent pas toujours heureux ; la fortune du généreux ouvrier faillit s'y perdre plus d'une fois; mais le même esprit d'ordre et d'économie parvint toujours à la relever. Et cet homme qui savait si bien apprécier la valeur de la propriété et les avantages de la fortune, qui avait déclaré la guerre au désordre, aux moindres dépenses inutiles, cet homme qui détachait une si grosse portion de ses bénéfices pour perfectionner son art, cet homme trouvait encore le moyen de consacrer du temps et de l'argent à l'amélioration physique, intellectuelle et morale de ses semblables, des nombreux ouvriers qui travaillaient dans ses ateliers; il était un des plus ardents partisans, un des plus zélés soutiens, un des plus éclairés directeurs de cet Institut d'éducation universelle dont nous avons déjà parlé. Honneur à sa mémoire, et puisse son noble exemple enfanter de dignes imitateurs!

Voyons maintenant comment nous allons lutter contre une acquisivité trop forte.

Si vous remarquez, chez un enfant, une conduite opposée à celle que nous venons d'exposer, soyez sûr que l'instinct de la propriété cherche à dominer, et combattez-le par des moyens opposés à ceux que nous indiquions tout à l'heure; mais c'est ordinairement plus tard, vers l'âge mûr, que le désir d'acquérir et de posséder, en un mot l'ambition de faire fortune, se prononce d'une manière tranchée. Tout le monde sait que c'est vers cet âge que l'homme devient de plus en plus intéressé et même avare. Que l'on n'aille pas croire que cette tendance n'existe pas antérieurement; elle s'aperçoit dès les premières années; mais tant de passions excentriques agitent l'homme jusque là, tant d'impulsions le sortent de lui-même, tant de soins l'entourent, tant d'êtres s'occupent de lui et se chargent de sa destinée, qu'il n'est pas étonnant qu'il ne sente souvent le prix de la propriété, la nécessité d'acquérir et le besoin d'amasser, que lorsqu'il est abandonné à lui-même, lorsqu'il tient en main les rênes de sa fortune, lorsqu'il n'y a plus personne autre que lui à qui il puisse laisser le soin de lui-même et de sa famille. L'organe de l'acquisivité attendait son stimulant propre, l'usage de la vie, pour atteindre son entier développement, comme tant d'autres besoins, tant d'autres affections, tant d'autres facultés, qui, nuls à la naissance de l'homme, croissent avec lui, et n'acquièrent toute la plénitude de leur force que vers l'âge de trente à trente-cinq ans. Ici l'éducation sera bien difficile; persuader à un avare qu'il a tort d'amasser des richesses, n'est-ce pas chercher à faire rebrousser à un fleuve son cours?

Exposez à l'homme que subjugue la passion du gain les inconvénients d'un étroit égoïsme, montrez-lui qu'en croyant sacrifier à son intérêt personnel, il se nuit à lui-même; et après avoir étudié son organisation, allez toucher la corde sensible. S'il a de la vanité ou de l'orgueil, habituez-le à se détacher de ses biens pour satisfaire ces passions; si ce sont les affections qui l'emportent, parlez en leur nom, vous serez entendu; mais surtout faites-lui comprendre que ce que vous exigez de lui ce n'est pas de la prodigalité, c'est une dépense juste et nécessaire; qu'il y a loin d'une sage économie à l'avarice; enfin que l'acquisivité ne résume pas toutes ses facultés, qu'elle dépasse la sphère de son activité quand elle plane sur tous les actes de l'homme, que son but est d'assurer l'existence et les commodités de la vie pour soi et les siens d'abord, pour les autres ensuite, auxquels tant de motifs d'affection et d'intérêt nous attachent; que si la bienveillance n'a pas droit de faire taire l'instinct de la propriété, cet instinct n'a pas droit non plus d'imposer silence à la bienveillance, et qu'au lieu de se combattre, ces deux sentiments doivent s'entr'aider, s'harmoniser et contribuer à rendre la vie de l'homme complète et méritoire. Mais, je ne saurais trop le répéter, commencez de bonne heure votre éducation; n'attendez pas que le mal ait fait des progrès, vos efforts seraient vains; on a plus de chances de succès à lutter contre des dispositions innées que contre des habitudes enracinées.

Enfin le physiologiste n'ignore pas que toute passion extrême est nuisible à l'organisme, et que celle de l'avarice, loin de se soustraire à cette loi, y est plus assujettie que toute autre; car ses anxiétés, ses angoisses, ses émotions concentrées minent sourdement, mais fatalement les organes, et rongent le foie, comme le vautour de Prométhée.

Quant à l'homme qui, s'affranchissant de tout scrupule, au mépris de toute loi du devoir et de la justice, s'approprie le bien d'autrui et s'avilit par le vol, s'il est jeune encore, s'il n'est pas entièrement corrompu, éclairez son intelligence, adressez-vous aux sentiments supérieurs, tâchez de le relever à ses propres yeux; il y a, chez les criminels, plus de ressources qu'on ne pense, quand on les aborde avec bienveillance et qu'on leur parle raison; lisez, si vous voulez des preuves de ce que j'avance ici, l'ouvrage de M. Appert, intitulé : *Bagnes, prisons, criminels;* il abonde en enseignements de ce genre.

Il n'y a pas long-temps que la philanthropie s'est occupée activement du sort des criminels, et qu'elle a lutté avec succès contre cette habitude de représenter la société comme un être pressé de se venger; la société n'a point à se venger d'un coupable, le sentiment de vengeance est quelque chose de bas et d'ignoble, la société ne s'abaisse pas jusque là; elle punit parce que, en bonne justice, toute faute doit emporter sa peine, parce qu'elle a droit d'assurer son repos et la sécurité de chacun de ses membres. La prison est pour elle un moyen matériel de se mettre à l'abri, pendant un temps plus ou moins long, des attaques de ceux qui la menacent; quant à son influence morale, elle est fort contestable, ou du moins singulièrement restreinte. La société a encore à sa disposition d'autres moyens moraux plus sûrs dont elle commence à peine à se servir, mais dont elle retirera bientôt de grands fruits, je veux parler des prisons pénitentiaires, à l'établissement desquelles plusieurs sociétés philanthropiques, et spécialement M. Charles Lucas, en France, ont si puissamment contribué. Le nouveau système pénitentiaire consiste à isoler les prisonniers, à les faire travailler, à leur enseigner un état et à leur donner une instruction morale; il est déjà mis en pratique aux Etats-Unis depuis 1786, et en Suisse; mais, dans chaque état, d'après un mode différent; et le résultat le plus frappant, c'est que les prisonniers, au lieu de sortir plus corrompus et plus pervers de leurs prisons, en sont sortis meilleurs et en disposition de changer de vie. Ainsi, en Amérique, le chiffre des récidives qui, avant la réforme, était de 1 sur 7, 1 sur 6 et même 1 sur 4, n'est plus maintenant que de 1 sur 20; et pour ceux qui, n'ayant pas commis de nouveaux crimes ou délits, sont restés dans la société, sur 160 individus, 112 tiennent une conduite irréprochable, 48 seulement sont revenus à des habitudes équivoques (1).

Et que de misérables réclamations n'aillent pas s'élever contre les dépenses nécessaires à l'adoption de ce système pénitentiaire, sous le prétexte que

(1) On conteste la valeur de ces chiffres, fondé sur l'impossibilité où l'on serait de suivre les libérés au sortir de prison, attendu l'indépendance et l'isolement de chaque état de cette république fédérative. Bien que nous tenions compte de cette objection, nous ne pensons pas qu'elle détruise entièrement nos observations.

c'est de l'argent qui serait mieux employé à soulager les pauvres : l'expérience a déjà répondu. A Philadelphie, la maison centrale ne coûte plus rien à l'État par suite du placement à intérêts des masses disponibles, fruits des travaux des prisonniers ; elle a même des fonds considérables dont elle dispose en faveur de ceux qui se sont distingués par la meilleure conduite (*Annal. d'hyg.*, t. 6, p. 180). La prison d'Auburn qui, en 1825, coûtait à l'État, toute compensation faite, 54,589 fr., a progressivement couvert ce passif ; en 1830, elle a donné un bénéfice de 134 fr., et en 1831, de 9,560 fr. En 1831, Wethersfield a produit un bénéfice net de 41,467 fr., et Baltimore, en neuf mois de la même année, 67,907 fr. La prison d'Etat du Connecticut a produit, en 1835, un bénéfice net de 3,184 piastres ou 16,289 fr., par le travail de 201 détenus (*Le Siècle*). Sortant de là, les libérés doivent trouver une somme qui les met à l'abri du besoin pendant quelque temps et leur donne le moyen de mettre à exécution leur projet de réforme auquel les a conduits l'habitude du travail et une instruction appropriée à leur situation.

La déportation est-elle préférable aux pénitentiers ? ou plutôt ne pourrait-on pas tirer parti des deux ? D'autres résoudront ces questions ; ce que nous pouvons affirmer, pour notre compte, c'est qu'on ne peut fonder d'espoir de succès sur aucun de ces systèmes, tant qu'on ne se sera pas sérieusement occupé de l'éducation morale de l'homme, dont nous donnons ici les bases.

Les physiologistes ne sauraient trop encourager ce zèle philanthropique si utilement employé; ils ont déjà unanimement applaudi à l'abolition de la marque, cette peine indélébile, irréparable, abolition que nous devons à la révolution de juillet. Peut-être devons-nous voir dans ce fait un acheminement à l'abolition de la peine de mort, qui se fait tous les jours des partisans dans l'opinion publique, mais elle trouve encore de fortes oppositions; et bien que nous la désirions de toute l'énergie de notre âme (1), nous laisserons encore à d'autres le soin de plaider une si belle cause, et nous attendrons que l'expérience de la diminution dans la fréquence d'application de cette peine, ait détruit peu à peu les préjugés qui en protégent le maintien.

Ce que nous réclamerons dès aujourd'hui, appuyés d'ailleurs par beaucoup de conseils généraux des départements et par le gouvernement lui-même, c'est l'amélioration dans le système de réclusion, non seulement pour les condamnés, mais

(1) S'il est un fait incontestable, c'est que la crainte du supplice n'arrête pas la main des assassins; nous venons d'avoir tout récemment la déplorable démonstration de cette fatale vérité. La détention à vie avec isolement, qui a rendu fou plus d'un prisonnier aux États-Unis, ne ferait-elle pas davantage? mais, pour prévenir le mal, ce qui manque, c'est l'instruction morale du peuple, et rien n'est plus urgent.

aussi pour les prévenus; c'est que celui qui n'est pas encore jugé, dont l'affaire s'instruit, ne soit pas, en attendant l'appel de sa cause, confondu pendant des mois entiers avec toutes sortes de malfaiteurs; c'est qu'il y ait plusieurs catégories suivant la nature de la prévention, et que le système d'isolement soit pratiqué dans ce cas, autant que les circonstances le permettent. Voulez-vous rendre l'homme juste et bienveillant, soyez juste et bienveillant envers lui, alors même qu'il est coupable, et plus encore s'il est possible dans ce cas que dans tout autre; n'oubliez pas cet horrible criminel, dont le nom à jamais flétri a retenti récemment au milieu de nous, ce coupable atroce qui ne l'aurait peut-être pas été, si son esprit chagrin était resté sans pâture; si, à un moment critique de sa vie, il avait rencontré aide et affection.

Tels sont les *penchants* dont nous avions à esquisser l'histoire physiologique; nous aurions pu peut-être, à l'exemple de certains phrénologistes, y ajouter la sécrétivité, peut-être même la circonspection, mais il nous a semblé que l'une et l'autre contribuaient tellement à former le caractère moral, que nous les avons placées parmi les facultés morales où nous les retrouverons.

Abordons maintenant d'autres besoins.

## DES AFFECTIONS.

Les affections sont encore des besoins instinctifs, parce qu'ils sont encore aveugles et ont pour base un fonds d'égoïsme ; ce sont encore des fonctions de l'encéphale et non pas des attributions du cœur, pas plus que le courage dont nous avons déjà parlé, bien que le langage vulgaire ait à tort consacré ces fausses idées. D'ailleurs il suffit de s'entendre et de ne pas oublier que, dans ces cas, le mot cœur est pris dans un sens tout métaphorique.

Les affections sont au nombre de cinq : l'*amour physique*, l'*amour des enfants*, l'*amitié*, l'*attachement aux lieux*, l'*amour de la vie*. Ce sont des besoins d'une nature plus relevée que les précédents, c'est-à-dire qu'ils étendent davantage notre existence ; ils la partagent pour ainsi dire avec nos semblables, ils font naître en nous les passions les plus douces et aussi les plus orageuses. Nous leur devons et les jouissances les plus vives et les chagrins les plus cuisants ; ils attristent lugubrement toute notre existence ou l'embellissent des attraits les plus séduisants ; enfin ce sont eux, plus que tous les autres, qui font le bonheur ou le malheur de notre vie. Combien n'importe-t-il pas que nous apprenions à diriger sagement nos affections !

### 1° *Amativité.*

L'*amativité*, amour physique, érotisme, besoin de la reproduction, instinct de la propagation de certains auteurs, est un des besoins primitifs dont on a reconnu depuis le plus long-temps l'existence; il a pour but le rapprochement de l'homme et de la femme et l'union des sexes différents, et pour résultat la reproduction. Il assure par conséquent l'existence de l'espèce, comme nous avons vu que les besoins de nutrition assuraient celle de l'individu.

Dès l'enfance, ce besoin commence à donner signe de vie; mais loin d'être puissant alors, il est au contraire dominé par les autres; ainsi, ceux de la nutrition et du mouvement en détruisent entièrement l'impulsion : sage précaution de la nature qui n'a fait naître ce besoin avec la vie que chez les êtres dont l'existence éphémère lui imposait la précipitation dans l'accomplissement de la loi de conservation de l'espèce.

Quant à l'homme, qui vit si long-temps dans le sein de sa mère avant de voir le jour, qui tarde tant à atteindre son complet développement, il n'est apte à donner la vie que lorsque la vie est mûre dans son organisme, et la nature sait bien l'avertir alors des nouvelles fonctions qu'il est appelé à remplir. Puis il arrive une époque où ce besoin devient de moins en moins exigeant jusqu'à ce qu'il s'éteigne tout-à-fait, alors que les autres facultés jouissent cependant encore d'une grande énergie. L'homme a rempli sa mission animale.

Il serait tout-à-fait hors de propos de peindre ici les phénomènes de la puberté chez l'homme et chez la femme, ainsi que les effets de l'amour ; je renvoie aux ouvrages de physiologie et de mœurs, et à l'immense littérature de romans, de poésies et de drames dont notre société est riche, ou plutôt encombrée.

Pour nous, nous avons à constater comment ce besoin manque à son but, soit par excès, soit par perversion, soit par défaut, et comment il se comporte et doit se comporter vis-à-vis des autres besoins.

Quand il est faible, la vie manque en général d'un stimulant puissant ; une certaine sécheresse, une certaine froideur sont répandues sur toute la personne ; chez l'homme il y a quelque chose de féminin, chez la femme quelque chose de mâle qui semble confondre les sexes ; ou bien les différences de sexe sont conservées, mais il y a éloignement, aversion, horreur même de l'un pour l'autre. D'ailleurs, le plus grave inconvénient, c'est que l'homme n'est pas poussé à rechercher la femme, ni réciproquement la femme à se laisser approcher de l'homme ; c'est que si une union a été contractée, les époux n'éprouvent point le besoin de se rapprocher ; c'est que leur amitié est privée de ce levier puissant de la passion qui la soutient et l'élève au plus haut degré dont la vitalité soit susceptible; c'est que leur attachement n'a pas, pour se raviver sans cesse, le besoin de la plus enivrante des jouissances; c'est qu'enfin il n'est donné ni à l'un ni à l'autre de revivre dans des enfants chéris.

Si le hasard, si les circonstances ont fait que, des deux époux, un seulement pèche par la faiblesse ou la presque nullité de ce besoin, les choses se passent autrement, et le physiologiste a d'autres phénomènes à observer. D'abord, le besoin de l'un des deux n'est pas suffisamment satisfait; en second lieu, l'autre est stimulé au-delà de la force de son organisation; de là, langueur d'un côté, épuisement de l'autre, et des maladies pour les deux, si la fidélité conjugale a été observée. Empressons-nous de le déclarer toutefois, il n'est pas de cas où la raison et la volonté puissent exercer plus d'influence, et c'est ce dont nous avons quelques exemples; mais les exemples contraires sont infiniment plus nombreux, parce que, dans les masses, c'est l'instinct et non pas la raison qui domine, et la société n'a que trop à souffrir de ces unions mal assorties et réprouvées par le physiologiste.

Le cas que nous venons de supposer n'est pas le seul où le besoin de reproduction ne soit pas satisfait; les exigences, vraies ou fausses, de notre organisation sociale, font souvent qu'un jeune homme ou une jeune fille souffrent plus ou moins long-temps de cette privation d'une stimulation devenue nécessaire; et une loi religieuse, dans certaine église, impose à ses ministres cette pénitence de toute la vie! Le physique en pâtit, la raison en est quelquefois dérangée, car au-dessus des vains préjugés des hommes sont les faits réels de la nature, au-dessus de leurs institutions les lois de l'organisme, et celles-ci ne souffrent pas de contradiction. Condamner un homme à vivre sans épancher son cœur dans le sein d'une épouse, à mourir sans laisser sur la terre un homme à son image, c'est violer la loi de la création, c'est insulter à son chef-d'œuvre, c'est substituer sa volonté à la place de celle de l'auteur des choses et prétendre réformer la créature; c'est fouler aux pieds ce qu'il y a de plus sacré; enfin, c'est le comble de l'orgueil, du délire et de l'impiété. Le célibat des prêtres est un véritable sacrilége.

Voici maintenant le besoin satisfait; voyons les effets de l'abus. L'homme est averti qu'il a été au-delà du véritable besoin, lorsqu'après y avoir sacrifié, au lieu de se sentir plus gai, plus fort et plus alerte, il éprouve un sentiment de tristesse, de langueur et d'épuisement. Mais, loin d'écouter ces sages avertissements, l'homme, surtout à un certain âge de la vie, trop avide de jouissances, cherche mille moyens de ranimer la force anéantie, de réveiller le désir éteint; il stimule ses viscères par la bonne chère, les boissons alcooliques, et même par les préparations pharmaceutiques à vertus réputées merveilleuses; il stimule ses sens par des images lascives, par des entretiens de même nature, enfin par des moyens que la décence ne permet pas de nommer; et, pour trouver des plaisirs nouveaux, il s'adresse à de nouvelles femmes, et finit par épuiser, dans des excès répétés, toute sa force vitale.

Une telle vie de débauche se paie cher. L'affaiblissement dont nous avons parlé, remplacé momentanément par une excitation factice, ne tarde pas à reparaître, à moins qu'une nouvelle excitation ne vienne encore lutter contre elle; elle réussit encore quelque temps, mais c'est aux dépens des organes des principaux viscères; la digestion se dérange, l'estomac et le foie s'affectent et finissent par être atteints d'engorgements, de squirrhes, de cancers. Dans tous les cas, soit que l'homme joigne à l'abus des plaisirs sexuels l'abus des plaisirs de la table, soit qu'il ne le veuille ou ne le puisse pas, sa santé ne continue pas moins de s'altérer: le cœur, trop violemment ému par ces commotions de sensualité, s'irrite, s'hypertrophie et aboutit à l'anévrisme; les hémoptysies ou crachements de sang sont fréquents, et il n'est pas rare de les voir se renouveler à chaque acte nouveau de débauche. Tout le monde sait que l'apoplexie suit souvent ces sortes d'excès, et que plus d'un homme, surtout passé l'âge de la virilité, a été surpris par une attaque à laquelle il était loin de s'être préparé.

Tels sont la plupart des maux physiques qui attendent l'homme libertin, et encore je n'ai point parlé de cette excitabilité nerveuse, si déplorable qu'elle rend la vie à charge, de cette perte de l'équilibre de la santé qui vous offre en victime à toutes les causes de maladie; de cette vieillesse précoce qui ne laisse plus vivre de l'homme que son ombre.

Nous n'avons pas encore dit un mot non plus de l'influence de ces excès sur les facultés intellectuelles et morales. Bien avant que les altérations physiques soient portées aussi loin que nous venons de le dire, déjà l'intelligence souffre; tout travail de tête devient pénible, toute contention d'esprit impossible; l'homme sacrifie tout au plaisir; la vue d'une femme, sa voix, son image, son souvenir suffisent pour détourner son attention : il ne faut attendre de lui rien de sérieux ni de grave, et son intelligence est toute confisquée au profit de l'instinct de la propagation. Il en est de même des facultés morales; les affections amicales, le sentiment du devoir, ne sont pas un frein à son insatiabilité de jouissance; l'enivrement du moment l'entraîne, et ne lui laisse trop souvent que d'amers regrets, que de profonds remords d'avoir sacrifié honneur, amitié, vertu, à une passion brutale : car, remarquez-le bien, c'est ici de la brutalité, c'est de la jouissance grossière, c'est un besoin aveugle de la même nature que celui de l'animal, de quelque vernis qu'on essaie de le colorer; et la poésie ne le relève qu'en confondant avec lui d'autres affections plus nobles, plus désintéressées. L'excès de cet instinct conduit nécessairement à l'infidélité conjugale. Combien de fois la paix domestique n'a-t-elle pas été troublée pour jamais par les entraînements de cette passion érotique! Si l'homme sentait avec quelle bassesse il abdique le gouvernement de soi-même quand il s'abandonne ainsi à l'impulsion de ses sens, il rougirait et ferait des efforts pour reconquérir sa liberté. Le propre de cette passion, comme de toutes les passions déréglées, c'est d'être despotique, et d'entraîner avant que l'intelligence ait eu le temps d'éclairer la conscience, ou bien après avoir corrompu l'intelligence dans son propre intérêt, en le destituant de son noble privilége de peser toutes les raisons avec impartialité, pour ne la laisser apprécier qu'une seule face de la question. Une fois la passion assouvie, l'intelligence recouvre son impartialité; mais il est trop tard, et ce retour de conscience-là même prouve qu'elle a été trompée.

Rarement voit-on chez la femme les mêmes abus que chez l'homme ; les besoins sont naturellement moins pressants chez elle ; aussi est-elle plus coupable de s'y abandonner sans frein, et même de n'y pas résister quand le devoir l'y oblige.

D'ailleurs il s'en faut que l'instinct de la propagation soit également développé chez tous les hommes, dans toutes les saisons et dans les différents climats. Sous les latitudes inter-tropicales, nous voyons ce besoin se manifester dès l'âge de 10 à 11 ans; les femmes surtout sont, à cet âge, aptes à devenir mères ; il y a même des exemples de précocité dans des climats plus éloignés de l'équateur. Les journaux de médecine ont rapporté le cas d'une jeune fille de la Nouvelle-Orléans, venue au monde avec les attributs de la puberté, qui eut ses règles à 3 ans et demi, et a continué à les avoir régulièrement depuis. Une autre jeune fille, de l'État de Kentucky, fut menstruée à 1 an, enceinte à 9, et accoucha à 10 ans et 13 jours d'un enfant qui pesait 7 livres 3/4, et qui vécut. Elle avait alors (janvier 1835) 4 pieds 7 pouces de haut. Dans les pays les plus chauds, l'homme est toujours en arrière de la femme pour la précocité; mais s'il commence plus tard, c'est elle qui finit plus tôt.

Ordinairement, dans nos climats tempérés, c'est vers l'âge de 15 à 18 ans chez la femme, de 18 à 20 chez l'homme, que le besoin de la reproduction demande à être satisfait, tandis que c'est quelques années plus tard dans les climats froids. Par compensation, l'homme du nord conserve plus vieux sa vigueur virile que l'homme du midi; c'est aussi dans le nord que l'on trouve le plus de cas de longévité; car ici la vie calme et tranquille, au lieu d'être épuisée dès sa source, n'éprouve de perte qu'alors qu'elle est vraiment surabondante; un temps suffisamment long est laissé à la réparation.

On a dit que l'homme, au contraire des animaux, qui n'éprouvent le besoin de la copulation que dans une certaine saison de l'année, y était apte également dans toutes les saisons. Il y a dans cette assertion deux erreurs : d'abord l'animal domestique n'attend point une saison pour s'unir à la femelle; en second lieu, l'homme subit évidemment, dans une certaine mesure, l'influence des saisons. Qui ne sait, en effet, que c'est au printemps, lors des premières chaleurs, que le besoin de rapprochement se ranime et devient beaucoup plus exigeant qu'en hiver? témoin les recherches de M. Villermé, qui prouvent qu'en France, les conceptions sont de plus en plus nombreuses du mois de mars à celui de mai, et que le minimum est en octobre. Il n'est pas inutile d'ajouter que d'après M. Guerry, qui appuie d'ailleurs les résultats ci-dessus, avant le règne de Louis XV, le mois de mars ou du carême était le moins chargé de conceptions, tandis qu'il est le septième maintenant. La statistique de M. Patin signale comme les mois les plus chargés, juillet, mai et juin, et comme les moins chargés, février, janvier et décembre. En confirmation de l'influence des saisons viennent encore les recherches de statistique criminelle qui nous prouvent que les crimes de viol sont beaucoup plus nombreux dans les chaleurs que dans les froids. Ainsi, contre 36 attentats contre la pudeur en été et 25 au printemps, on n'en compte que 21 en automne et 18 en hiver, ou une fois moins qu'en été; les mois qui comptent le plus de viols sont mai juin et juillet. Voilà un langage de faits assez significatifs.

L'éducation du besoin de reproduction n'échappe pas aux principes établis jusqu'ici. Rarement cependant a-t-il besoin d'être excité. Si ce cas se rencontrait, une société choisie serait le seul moyen à employer, et il faudrait faire comprendre le mariage sous le point de vue d'association amicale qui en fait véritablement la base.

Mais presque toujours c'est par excès plutôt que

par défaut que pèche cette faculté, ou bien elle est pervertie, dénaturée.

Tout le monde sait quel mal font à l'enfance les mauvaises habitudes dont les excitations prématurées vont ruiner jusque dans ses fondements l'organisme encore mal assis sur ses bases, et détériorer souvent par leur abus trop facile les constitutions originairement les plus fortes. Ici certainement, il faut tenir compte de l'exemple et des funestes conseils, et s'empresser d'écarter ces pernicieuses influences; mais le physiologiste sait prendre en considération le développement organique trop précoce ou une prédominance partielle d'une portion de l'encéphale. Alors, non seulement il écarte autant que possible tous les stimulants directs du besoin prématuré, en séparant les sexes différents, et tous les excitants indirects, c'est-à-dire toutes les images, tous les récits, tous les spectacles qui rappellent l'attraction de l'homme vers la femme; mais encore il s'efforce de détourner la vitalité des organes où elle prédomine malheureusement, pour la diriger vers d'autres organes, et spécialement vers l'appareil musculaire. La gymnastique, les exercices de tout genre sont ce qu'il emploie avec le plus d'efficacité dans ce but, et j'ai eu l'occasion de constater au beau Gymnase modèle du colonel Amoros, alors que j'y étais attaché comme médecin, les résultats extrêmement frappants d'une éducation dirigée dans ce sens. Le physiologiste va encore plus loin, il bannit tout ce qui peut exciter nos organes, et par une diététique convenable, par un régime rafraîchissant et purement végétal, par l'usage de bains froids et autres moyens analogues, il parvient à refroidir les sens échauffés, à apaiser la circulation trop active, à diminuer enfin ce sentiment de plénitude qui conduit instinctivement au besoin de dépenser des forces exubérantes.

Il est bien rare que les mauvaises habitudes résistent à ce plan d'éducation suivi avec persévérance et secondé d'instructions intellectuelles et morales adaptées à l'âge de l'enfant. Cependant, dans des cas de persévérance, des médecins ont eu recours avec avantage, conformément aux données phrénologiques, soit aux saignées locales à la nuque, soit aux affusions froides ou à la glace sur la même région.

C'est ainsi que la médecine peut venir au secours de l'éducation, et que la physiologie peut servir la morale.

A l'homme arrivé à l'âge de raison, il faudra des exemples à l'appui de vos préceptes, et vous n'aurez que l'embarras du choix. Par leur moyen et à l'aide de la moindre réflexion, vous ferez facilement comprendre quel est le but du besoin de reproduction, quand il doit commencer, quand il doit finir; quand il y est satisfait dans de justes bornes, et quand vient l'abus, dont les résultats sont si déplorables pour l'individu et pour la société. Vous n'oublierez pas de détruire toute illusion poétique, et de faire voir que ce besoin de la nature est purement instinctif, commun à l'homme et à la brute, et nullement intellectuel, nullement éclairé; qu'aussitôt qu'il a donné l'éveil, comme il ne saurait choisir, puisqu'il est aveugle, c'est à l'intelligence d'intervenir pour remplir cet office, et qu'il n'a pas droit d'être satisfait aux dépens des sentiments supérieurs, au détriment des autres facultés. Que la volonté vienne donc soumettre ses exigences au contrôle de la raison, et l'harmonie, au lieu d'être troublée, n'en sera que mieux affermie.

D'ailleurs ici les facultés intellectuelles doivent être largement mises à contribution, et s'appuyer d'observations positives, car il n'est peut-être aucune faculté qui emploie plus habilement le sophisme pour excuser ses excès. Je ne vois réellement que les arguments des physiologistes qui puissent rester sans réplique; ces arguments se résument dans l'histoire physiologique de ce besoin, telle que nous venons de l'esquisser.

### 2. *Philogéniture.*

Cette histoire nous conduit forcément à celle de l'*amour des enfants* ou *philogéniture*, autre affection plus excentrique encore que la précédente, dont elle n'est cependant que le complément nécessaire.

Dans l'amativité, il y avait plus d'instinct que d'affection ; ici au contraire il y a plus d'affection que d'instinct. L'amour des enfants est un besoin naturel à l'homme, et son organe existe chez tous ; mais à des degrés si différents de développement, qu'il paraît nul dans ses effets chez les uns, tandis qu'il domine manifestement chez les autres.

Chose remarquable, il perce dès l'enfance chez le sexe qui est appelé le premier à donner des soins au nouveau-né, et nous voyons la jeune fille, dès l'âge le plus tendre, entourer de soins sa poupée comme elle fera plus tard son enfant.

Voyons de quels abus, de quelles aberrations est susceptible cette faculté quand elle manque à sa mission. Remarquez que ce que nous entendons ici par philogéniture, ce n'est point un amour des enfants fondé sur le mérite plus ou moins grand de ces fragiles créatures ; ce serait alors une affaire d'intelligence, tandis que c'est ici un mouvement instinctif qui nous porte vers eux uniquement parce que ce sont des enfants, des êtres faibles, inhabiles à vivre sans des secours amis. Nous nous réjouissons de les voir, nous ne pouvons nous empêcher de les caresser, nous sommes heureux de leur procurer quelque plaisir et de leur être utiles; nous désirons d'en avoir; nous en adoptons si la nature nous en a refusé.

On s'étonnera peut-être qu'une faculté toute consacrée au bien de l'enfance lui devienne pernicieuse par son trop grand développement; rien n'est plus vrai cependant.

En effet, l'excès de philogéniture est nuisible en même temps à celui qui est ainsi organisé et aux enfants qui sont l'objet de cette affection. On a vu plus d'une femme, dont la stérilité faisait le désespoir, devenir folle ou tomber sérieusement malade d'une fatale mélancolie; d'autres ont des enfants, mais c'est l'excès même de leur tendresse pour eux qui les rend malheureuses; au moindre accident qui leur arrive ou qu'elles redoutent seulement pour eux, elles se laissent entraîner à de profondes douleurs, et leur constitution souffre de ces secousses répétées.

Mais ce qu'il y a de plus déplorable, c'est que les premières victimes sont les malheureux enfants, dont on fait si servilement les volontés qu'ils deviennent d'un caractère insupportable. Habitués à ne jamais rencontrer de résistance, s'il s'en présente, ils ne savent pas les surmonter; et ils entrent dans la vie sans se douter qu'ils auront à lutter contre toute espèce d'oppositions, à vaincre toute espèce d'obstacles, à subir toute espèce d'injustices, à affronter toute espèce de jalousies. Il leur faut des armes pour ces luttes, et il ne leur en a pas été donné; il faut mener une vie de guerre, et ils n'ont jamais vécu qu'au sein de la paix. C'est l'homme qui est le principal instrument de son propre bonheur; il faut qu'il se le procure lui-même, et non pas qu'il l'attende de l'extérieur ou des autres. Une mère trop tendre est le fléau de son enfant.

J'ai vu de ces pères et de ces mères follement idolâtres de leurs enfants, qui, dans les moments de leurs inquiétudes imaginaires, perdaient complétement toute volonté, tout caractère, tout sentiment des convenances, et se livraient à des actes dont ils ne tardaient pas à rougir eux-mêmes. Ainsi l'amour des enfants, poussé trop loin, dévie la faculté de son but primitif, la tourne contre elle-même, et va jusqu'à faire perdre à l'homme sa dignité. Il est blâmable alors et a grand besoin d'être éclairé et dirigé. Il faut que l'intelligence vienne apprendre à l'homme comment on doit aimer les enfants, non pour soi, mais pour eux; et qu'elle le pénètre de cette vérité, que satisfaire à tous leurs désirs, c'est leur présenter la vie sous un faux aspect, c'est les tromper en leur cachant pour un moment les difficultés de la vie, comme s'ils ne devaient pas se trouver plus tard forcément face à face avec elles. Il faut qu'une volonté forte dirige, au nom de l'intelligence, les premières actions de l'enfant, et lui fasse ainsi contracter des habitudes d'indépendance et de spontanéité.

C'est dans l'intérêt des parents, comme dans celui des enfants, qu'il faut réprimer les excès de philogéniture; c'est aussi pour les mêmes motifs qu'il faut suppléer à son défaut.

On y parvient par des moyens indirects; pour cela on s'adresse aux facultés les plus actives, et on les intéresse à l'accomplissement des devoirs de la paternité et de la maternité. S'il y a beaucoup d'intelligence, montrez l'institution de la nature faussée, étalez les malheureuses suites de la négligence des enfants par leurs parents, montrez l'enchaînement de désordres qui s'y rattache. Les enfants maltraités ou abandonnés par leurs parents tournent mal en général; et, loin de chercher à leur être utiles quand l'occasion s'en présente, ils se réjouissent de leurs embarras; la haine ou l'aversion remplace le doux sentiment de reconnaissance et de piété filiale; les lois de la nature sont bouleversées. Je ne parlerai pas de l'aberration de cette faculté portée jusqu'à l'infanticide, ni du parricide, qui en est l'horrible pendant; car s'il est vrai que ces crimes ne se voient que chez les gens dépourvus de philogéniture, ce vice ne suffit pas du moins pour les engendrer; il faut encore toutes les conditions qui font les criminels, et dont nous avons parlé à l'occasion des penchants à acquérir et à détruire.

Le père et la mère doivent à leurs enfants des soins de tout genre et de tous les instants; ils leur doivent non seulement les premiers soins de conservation et de subsistance jusqu'à ce qu'ils soient en état de se suffire à eux-mêmes, mais encore de bons conseils, et encore plus de bons exemples. Admirable faculté qui impose à l'homme le devoir d'être moral au nom de ce qu'il a de plus cher au monde, et qui lui fait trouver, dans des sacrifices apparents, une sublime jouissance!

### 3° *Affectionivité.*

De cette noble faculté rapprochons l'*affectionivité* ou *attachement amical*, qui nous porte à aimer nos semblables, à nous rapprocher d'eux, à faire société avec eux, à partager avec eux nos peines et nos plaisirs, à vivre doublement enfin dans un véritable ami. Il n'est point de passion plus pure que l'amitié, si l'amitié est une passion; il n'en est point qui donne un bonheur plus tranquille, qui apporte un calme plus profond, qui nous élève plus haut par les sentiments généreux dont elle nous rend capables, par la confiance qu'elle nous inspire; il n'en est pas qui s'associe plus facilement avec ce qu'il y a de plus noble en nous et qui réveille plus vivement en nous l'amour du bien et du beau, le besoin de perfectionnement réciproque.

L'attachement précède dans son développement les deux affections dont nous venons de tracer l'histoire hygiénique; il rapproche les enfants au collége, dans les pensions, et leur fait choisir, parmi leurs camarades, un ami. Ce choix se fortifie avec l'âge, ou s'il a été malheureux, un autre choix le remplace plus tard, et l'homme fait s'attache à une ou plusieurs personnes avec lesquelles il sympathise le mieux.

Le besoin d'attachement est le principe de la sociabilité et le pivot de la société; c'est sur lui que tous les autres motifs d'association se fondent, car l'intérêt ne suffirait pas pour maintenir l'harmonie, il faut d'abord un instinct de rapprochement que l'intelligence vient seulement diriger. Il est la base de l'amitié, en ce sens qu'il en est le point de départ, et que l'amitié ne peut exister sans lui; mais tant d'autres nobles facultés concourent à l'amitié, que ce serait la rabaisser que de n'y voir que la satisfaction du besoin d'attachement.

C'est aussi ce besoin, et non pas l'amativité, qui est le principe du *mariage*, type de l'association. Le mariage est l'union de deux êtres de sexe différent, non pas seulement dans le but de s'accoupler pour propager l'espèce en reproduisant l'individu, mais dans le but de se secourir mutuellement, de s'améliorer réciproquement en corrigeant les défauts de l'un par les qualités de l'autre, de s'aider dans l'accomplissement de la destinée humaine, c'est-à-dire dans le développement régulier de toutes les facultés, et enfin dans le but d'élever des enfants pour en faire des hommes qui nous ressemblent, qui nous surpassent en bonnes qualités.

Le besoin de l'attachement est la base de l'amour durable; il précède le besoin de reproduction, l'accompagne et reste encore après lui; il constitue la fidélité conjugale dans le mariage, et perpétue l'amour sous les traits de l'amitié.

Du point de vue physiologique, le mariage est une institution de la nature, car il favorise le développement d'un grand nombre de facultés en s'opposant à leur abus; il donne un libre essor à l'amativité, sans l'épuiser en l'excitant sans cesse par la présence d'objets nouveaux, comme il arrive dans la polygamie, et fournit à l'affectionivité matière au plus ample développement. Par la régularité qu'il apporte dans les actes de la vie, par le calme qu'il répand sur l'existence, par l'harmonie qu'il introduit dans l'exercice fonctionnel de tous les besoins il contribue à la moralité de l'homme; car la statistique criminelle nous montre sur 100 criminels, 60 célibataires, et seulement

40 hommes mariés: 2 de ceux-ci contre 3 de ceux-là. Il attache l'homme à la vie en l'aidant à surmonter bien des difficultés, car, suivant les recherches de M. Falret, les deux tiers des suicidés sont célibataires. M. Prevost, de Genève, ne trouve que 7 célibataires contre 6 individus mariés parmi les suicidés. L'influence habituelle de la femme est donc ordinairement heureuse, en partie probablement à cause des enfants, mais aussi par elle-même; car sur 100 crimes contre les personnes, 86 sont commis par les hommes et 14 par les femmes, et sur 100 contre les propriétés, 79 appartiennent aux premiers et 21 aux secondes. (*Voy.* M. Guerry.)

Le mariage semble assurer, consolider l'existence au milieu de son cours; car il meurt annuellement, de vingt à trente ans, sur 100 individus, 3 hommes mariés et 31 non mariés, suivant M. Casper; d'ailleurs, suivant le même, l'influence du mariage sur la prolongation de la vie serait plus marquée chez l'homme que chez la femme, puisque sur 100 personnes il vit:

1° JUSQU'A 30 ANS.

68,7 hommes non mariés, et 97,2 hommes mariés.
72,0 femmes id. 92,3 femmes id.

2° JUSQU'A 60 ANS.

22,6 hommes non mariés, et 48,1 hommes mariés.
37,2 femmes id. 49,4 femmes id.

3° JUSQU'A 80 ANS.

| | |
|---|---|
| 3,6 hommes non mariés, | et 9,0 hommes mariés. |
| 8,8 femmes id. | 10,7 femmes id. |

4° JUSQU'A 90 ANS.

| | |
|---|---|
| 0,6 homme non marié, | et 1,2 hommes mariés. |
| 1,0 femme id. | et 2,1 femmes id. |

5° JUSQU'A 100 ANS.

| | |
|---|---|
| 0,1 homme non marié | et 0,3 hommes mariés. |
| 0,1 femme id., | et 0,5 femmes id. |

Il ne faut point, après cela, s'étonner de l'assertion de M. Hufeland, qui affirme, d'après de nombreuses observations, que pas un seul célibataire n'a passé cent ans. Je n'ai point fait assez de recherches pour affirmer avec assurance qu'il n'existe point d'exception à cette assertion, mais je sais que tous les exemples de longévité dont les journaux scientifiques nous ont parlé depuis une quinzaine d'années, se rapportent à des gens mariés. Je citerai, entre autres, cette femme, demeurant à Boulogne-sur-Mer, qui, en 1831, avait cent dix-sept ans, ne se nourrissait guère que de café, et qui s'était mariée à soixante-six ans avec un jeune homme de vingt-cinq; cette autre femme, nommée Wallace, qui vient de mourir à cent huit ans, et dont le mari a lui-même cent deux ans.

Ces faits manquent d'une sévère vérification, il est vrai, et je suis loin de les donner comme à l'abri de toute espèce de doute. Si l'on en croyait certains auteurs, il y aurait des exemples incontestables de longévité jusqu'à cent soixante-quinze et cent quatre-vingts ans, toujours appartenant à des individus mariés. Cependant, au rapport de sir Francis Divernois, il y aurait beaucoup moins de centenaires non seulement qu'on ne le dit vulgairement, mais même qu'il n'en est inscrit dans les paroisses et les communes, où l'on aurait la manie, par une absurde gloriole, de désigner comme tels des hommes qui ne seraient guère qu'octogénaires. C'est pourquoi il est loin d'admettre les nombreux centenaires de la Russie, de la Suède, de la Norwége, de l'Angleterre, et surtout des Etats-Unis.

Il faut peut-être encore une cinquantaine d'années pour que la statistique des centenaires mérite une entière confiance. Ce qu'il y a de certain, c'est que les pays qui présentent le plus de centenaires ne sont pas ceux où la vie moyenne est la plus longue; la mortalité parmi les enfants est énorme, et il ne reste que les plus robustes. Ainsi, d'après sir Francis Divernois, en Russie, sur 2,000,000 de naissances, il meurt 100,000 enfants avant dix ans; mais moins il survit d'enfants, plus il surnage de vieillards. Tandis qu'à Montreux, où, d'après des observations précises, il n'y a jamais eu de centenaires, la vie moyenne, au lieu d'être de vingt-neuf à trente-deux ans, comme partout ailleurs, est de cinquante-deux ans. (*Annales d'hygiène, etc.*)

Ce serait sortir de notre sujet que de développer les conditions d'une heureuse association conjugale; nous nous contenterons seulement de dire qu'en principe nous pensons qu'un certain croisement d'organisation est nécessaire, non seulement quant au tempérament et à la constitution générale du corps, mais aussi quant à la constitution particulière du cerveau; c'est-à-dire que nous croyons qu'il est bon que, par une juste compensation, la prédominance ou le défaut de certaines facultés chez l'un soient compensés par le défaut ou la prédominance des mêmes facultés chez l'autre; qu'ainsi l'homme extrêmement volontaire et irritable doit épouser une femme douce et facile, et réciproquement, etc. Alors il y aura accord, et le mariage sera la véritable réalisation du bonheur idéal.

Cependant, il faut le dire, autant un mariage bien assorti est une condition physiologique favorable à l'existence, autant il la trouble et la rend malheureuse quand les deux époux ne peuvent sympathiser. Je ne cacherai pas que ce défaut d'harmonie est loin d'avoir toujours des raisons suffisantes; que le plus souvent il doit être imputé à la faute de l'un des deux époux ou des deux à la fois, et que s'ils s'étaient l'un et l'autre conformés aux lois physiologiques que nous énonçons, s'ils avaient commencé par établir l'harmonie dans leur organisme, ils l'auraient introduit et entretenu dans leur ménage. Mais un choix peut avoir été malheureux, mille motifs peuvent avoir uni deux êtres réellement antipathiques, ou il a pu survenir, durant le mariage, des circonstances graves qui ont fait de l'un un objet de haine ou d'adversion fondée pour l'autre. Alors, si les époux sont encore dans l'âge de l'activité virile, la physiologie commande un nouveau choix : la loi civile s'y oppose, c'est un mal. Quels que soient les motifs puissants qui, dans l'intérêt des enfants, puissent s'opposer à la dissolution du mariage, quand cette dissolution est devenue nécessaire, comme nous venons de l'exposer, il est dans l'intérêt de la loi morale, comme de la loi physiologique, de prononcer le *divorce*, car vous pouvez être sûr que l'une et l'autre seront violées, comme toute loi qui n'est pas conforme aux vrais besoins de l'homme.

Voilà ce que le physiologisme dit du mariage et du développement régulier du besoin d'attachement; voyons ce qu'il nous apprend des effets de son défaut et de son excès. Il réveille en nous, disions-nous, l'amour du bien et du beau, le besoin de perfectionnement réciproque. Malheur à celui qui en est dépourvu; il lui faut bien des qualités pour suppléer à celle-là. L'homme ainsi organisé n'est point affectueux, il ne vous aborde point le sourire sur les lèvres, il ne se réjouit pas de vous revoir, ne se chagrine pas d'être séparé depuis long-temps de vous; il ne peut vivre en compagnie avec qui que ce soit, et il se brouille toujours, tant il est *mauvais coucheur*, comme on dit vulgairement; il ne sait s'attacher à personne, court de femme en femme porter ses hommages pour satisfaire sa vanité, et se rit de la fidélité conjugale et du dévouement de l'amitié, traitant d'exaltation voisine de la folie ou de simplicité d'esprit ces exemples de vertu qui contribuent si puissamment au bonheur de la vie. Pour réfuter tout l'échafaudage de sophismes qu'un tel homme ne manquera pas d'entasser, il vous suffira de lui montrer de quels secours et de quelles jouissances il se prive en bannissant l'amitié de son existence, et quels désagréments, quelles peines il se prépare par son inconstance et son humeur difficile.

Il faut aussi vous efforcer de modérer la disposition contraire, car, comme tous les excès, elle est nuisible. Celui qu'une affectionivité trop vive domine, s'il éprouve quelquefois des jouissances inexprimables, rencontre trop de causes de douleurs; la privation de l'être qu'il aime est pour lui quelque chose d'insupportable et le rend malheureux; de là, la nostalgie chez les militaires éloignés de leur pays où les attachaient leurs affections pour les personnes et pour les lieux ; la moindre parole qui, seulement en apparence, blesse le sentiment d'affection, est de la part de la personne chérie un coup de poignard ; la moindre action de même nature met au supplice. Si l'indifférence semble être une condition de longévité, rien n'abrège plus l'existence que les souffrances de cœur, que les blessures faites aux affections; elles bouleversent toutes les fonctions chez celui qui n'a pas, comme on dit, assez de force d'âme pour y résister; elles agitent la circulation et provoquent des maladies du cœur; elles dérangent la digestion, les secrétions; elles détériorent la nutrition et conduisent au marasme et à l'étisie ; enfin elles empêchent les travaux intellectuels et troublent la raison. La physiologie commande donc à l'homme de s'élever, par l'intelligence et la volonté, au-dessus de cet empire anarchique des affections, et le meilleur moyen d'y arriver, c'est de s'adresser aux facultés, dont l'action, loin de favoriser celles de l'attachement comme l'amativité, la philogéniture, la bienveillance, etc., en détournent au contraire, comme celles de l'ordre, de l'observation des faits et de leur classification, de la circonspection, des mathématiques et de la réflexion.

## 4. *Habitativité.*

Quant à *l'attachement aux lieux*, c'est, comme

nous l'avons indiqué, conjointement avec l'affectionivité, une des sources de cette maladie lente et cruelle qui empoisonne loin de la patrie, et qu'on nomme *nostalgie*. S'il est faible, l'homme est cosmopolite, ne tient nullement aux lieux qui l'ont vu naître, se détache facilement de toutes ses habitudes, ou plutôt il n'en contracte pas, et ne conçoit rien à la douce jouissance du retour dans le pays de notre enfance. S'il existe dans de justes bornes, l'homme tient à ses foyers, se plaît à y rester, à les embellir, et y rattache ses souvenirs; il est tout prêt à défendre son pays si l'ennemi le menace, et l'amour de la patrie qui l'anime fait souvent de lui un héros.

Mais celui chez qui cette affection prend trop d'empire est malheureux du moindre changement, et s'attache tellement aux lieux qu'il habite, aux objets qui l'entourent, qu'il ne saurait s'en détacher sans se faire une sorte de violence, et qu'il pose ainsi une barrière volontaire au développement de ses facultés, lesquelles ne trouvent point à se mettre en rapport avec leurs stimulants naturels. L'homme est alors nécessairement incomplet.

Ce seul exposé suffit pour faire sentir les fâcheux effets du défaut comme de l'excès de développement de l'habitativité, et pour faire adopter à son égard un plan d'éducation en rapport avec chaque organisation.

### 5. *Amour de la vie.*

Nous terminerons la série des affections instinctives par l'*amour de la vie*, ou *biophilie* suivant M. Broussais (V. son Cours de phrénologie). Que l'organe cérébral en soit ou n'en soit pas connu, qu'il se prononce à telle ou telle région du crâne, peu nous importe à nous en ce moment; il nous suffit de constater que, parmi les hommes, et indépendamment des circonstances qui ordinairement nous rendent la vie agréable ou pénible, les uns n'y tiennent que bien faiblement, souvent malgré les conditions d'existence les plus favorables, tandis que d'autres, souvent plongés dans la plus affreuse misère, s'attachent tellement à la vie que l'idée seule de mourir les fait pâlir de frayeur, ou les révolte jusqu'à la colère, suivant leur caractère individuel.

Quand ce besoin instinctif est trop prononcé, l'homme ne peut envisager la mort et paraît pusillanime; il craint toujours son dernier moment, ne veut pas qu'on lui en parle. Si c'est un roi, il changera de palais, pour ne point apercevoir la flèche des tombeaux de Saint-Denis; si le tonnerre gronde, il se verra le premier atteint; si une calamité publique frappe le peuple, il tremblera sans cesse d'en être la victime; s'il est malade, il se croira mort; et quand sa dernière heure sera près de sonner: Non, non, s'écriera-t-il avec rage, je ne veux pas mourir!

Les actes qu'inspirera une telle frayeur de la mort seront indignes d'une intelligence éclairée, souvent contraires à tous les sentiments élevés, et respireront le plus bas égoïsme. Puisqu'il doit mourir un jour, l'homme doit envisager sa fin de sang-froid. et jusqu'au dernier moment exercer les belles facultés dont il a été doué; il doit aimer la vie, non pour elle, mais pour son noble but, l'accomplissement de la destinée que lui impose son organisation. Combattez, ne cessez de combattre cette peur de la mort, non par un effrayant tableau, vous ne feriez qu'aggraver le mal, mais par de douces paroles et en semant de roses les derniers pas de l'homme, en montrant par des exemples que celui qui sait quitter la vie, non sans regrets, non avec une fastueuse démonstration de courage, mais avec résignation et sérénité, est encore heureux sur le seuil de la tombe; qu'il y a même dans cette fin je ne sais quel parfum de douceur qui jette ceux qui en sont témoins dans un sentiment confus de calme et de paix profonde.

Quant à l'homme chez lequel l'amour de la vie

est peu prononcé, trop indifférent à l'existence, il s'en détache trop facilement; s'arrêtant peu aux jouissances qu'elle procure, il n'est sensible qu'aux ennuis dont elle est semée; il y voit plus de mal que de bien. Quelquefois même il pèse l'un et l'autre; et trouvant la proportion du bien trop faible dans la balance, il perd tout espoir; et demandant à un autre monde, à une autre existence, ce qui lui a manqué dans celle-ci, il porte la main sur son organisme et le détruit.

A nous donc, aux physiologistes, la question du *suicide*. Plus de sophismes, plus de déclamations; des faits observés, comparés, fécondés par la physiologie, et nous saurons bientôt ce que c'est que le suicide; si c'est un bien, si c'est un mal; si c'est un acte de raison ou de folie; s'il est toujours condamnable devant notre loi physiologique, ou s'il est quelquefois excusable ou même digne d'éloges.

Constatons d'abord que le suicide est loin d'être un fait rare et extraordinaire, puisque, d'après M. Guerry, de 1827 à 1830 on a compté en France près de dix-huit cents suicides par an; proportion trois fois plus forte que celle des assassinats, car, dans le même espace de temps, le terme moyen de ces derniers a été de six cents environ. L'homme se tue donc lui-même trois fois plus qu'il ne tue son semblable, et la disposition au premier de ces actes reconnaît une toute autre origine que celle au crime contre les personnes, puisque les départements où il y a le plus de suicides sont ceux où l'on trouve le moins d'assassinats. Ainsi, point de comparaison à établir entre les uns et les autres, par conséquent des causes différentes de part et d'autre, et nécessairement une loi physiologique différente aussi pour le suicide et pour l'assassinat.

Pour connaître et juger le suicide de notre point de vue, étudions, suivant la méthode des sciences naturelles, les circonstances de son existence, et d'abord celles qui se rattachent à l'organisation, puis celles qui sont en dehors, qui l'entourent et agissent sur elle.

Entre ces différentes causes, les unes sont tout-à-fait indépendantes de l'homme, et les autres sont soumises à sa volonté; la connaissance précise des unes et des autres nous conduira à celle du degré de moralité ou d'immoralité du suicide.

### A. *Circonstances indépendantes de l'individu.*

1° *L'organisation.* D'après plusieurs relevés statistiques, l'organisation cérébrale est loin d'être uniforme chez les suicidés. Cependant les particularités qui se rencontrent le plus souvent sont le faible développement de l'amour de la vie et de l'espérance, avec la force des facultés de la destruction, du courage, de la fermeté, de la circonspection et de l'amour-propre (1).

Nous verrons plus tard que ceci ne s'applique guère qu'au suicide médité; tandis que le suicide accidentel nous offre des dispositions quelquefois opposées.

*L'hérédité* se rattache sans doute à l'organisation, mais son influence est ici de toute vérité, car il est des familles chez lesquelles le suicide est évidemment héréditaire. On connaît ce trait de la vie de Barthez, qui, après avoir perdu une personne qui lui était, depuis longues années, extrêmement chère, se reprochait de n'avoir pas, comme son père avait eu, à l'âge de 90 ans et pour le même motif, le courage de se laisser mourir d'inanition.

2° *Le sexe*. On voit plus de suicides chez les hommes que chez les femmes; la proportion des premiers aux secondes est comme 3 est à 1.

3° *L'âge*. Suivant M. Falret, le plus grand nombre des suicides auraient lieu de 35 à 45 ans; sur 6,782 cas, on n'en a compté que 678 au-dessous de 20 ans, dont 487 entre 15 et 20, et 181 seulement au-dessous de 15; 1 seul à 9 ans. Après 45 ans, le suicide redeviendrait rare, de sorte qu'on n'en rencontrerait presque plus au-dessus de 70 ans.

(1) Voyez mon Compte-rendu à la séance annuelle de la Société phrénologique pour 1833, inséré dans le t. II, p. 17-48 du *Journal de la Société phrénologique*.

D'après M. Prévost de Genève, l'âge le plus favorable serait plus avancé, ce serait de 50 à 60 ans, puis de 20 à 30, et l'on aurait les proportions suivantes :

| | | | | | |
|---|---|---|---|---|---|
| De 50 à 60 ans, | | 34 cas; | de 40 à 50, | | 15 cas; |
| 20 | 30 | 30 | 70 | 80 | 9 |
| 60 | 70 | 19 | 10 | 20 | 5 |
| 30 | 40 | 18 | 80 | 90 | 3 |

Suivant M. Casper, à Berlin, à Genève et à Paris, il y aurait, de 10 à 20 ans, 1 suicide sur 312 individus de cet âge; de 20 à 40, 1 sur 174; de 40 à 60, 1 sur 118; de 60 à 80, 1 sur 52, le nombre des individus diminuant alors nécessairement.

Les renseignements publiés par MM. Esquirol, Guerry, Leuret, sur ce point, ne donnent pas encore de résultat précis; seulement, en résumé, c'est de 20 à 60 qu'il paraît y avoir le plus de suicides.

Au surplus, les recherches les plus récentes (Voyez le travail de M. Brouc, dans les *Annales d'hygiène*, 1836) constatent qu'il y a maintenant à Paris beaucoup plus de suicides, et dans le jeune âge jusqu'à 20 ans, et de 40 à 60, qu'il n'y en avait autrefois.

4° *L'état de santé ou de maladie*. Cette circonstance est extrêmement influente, car une foule de suicides reconnaissant pour cause soit une aliénation mentale, un délire aigu, ou autre maladie cérébrale; soit l'affection d'un autre organe, et principalement les phlegmasies ou inflammations chroniques des organes digestifs, du foie, de la vessie, etc., des cancers, etc.

Ainsi, sur 133 cas recueillis par M. Prevost, 58 ou plus des 2 cinquièmes reconnaissent pour causes des états de maladie dont 24 aliénations mentales.

5° *Les pays et les climats.* En général les suicides sont plus fréquents dans les climats froids que dans les climats chauds; ainsi, d'après M. Leuret, l'Angleterre est, parmi les États de l'Europe, le pays où il s'en commet le plus; après l'Angleterre viennent la France, la Prusse, l'Autriche, puis l'Italie, puis l'Espagne, où ils sont très rares. Notons cependant qu'en Russie, il y en aurait aussi très peu. Conformément à la même loi, il y en a plus dans les départements du Nord que dans ceux du Midi; ainsi, d'après M. Guerry, la proportion est, 1° dans le nord 1 sur 9,853 habitants; 2° dans l'est, 1 sur 21,734; 3° dans le centre, 1 sur 27,393; 4° dans l'uoest, 1 sur 30,499; 5° dans ceux du sud, 1 sur 30,876. Cependant, tandis que dans le midi de la Russie, il n'y a que 1 suicide sur 38,882 habitants, dans le nord de cet empire, il y en a 1 sur 56,777 habitants. Une chose remarquable, c'est que plus on approche des grandes villes, dans chacune des sections de nos départements, et plus le nombre des suicides augmente ; ainsi on arrive, dans le département de la Seine, par une progression effrayante, jusqu'à 1 suicide sur 3,600 habitants. Ce seul département en offrirait le 1/6 de tous ceux de la France. Qu'on dise après cela si les circonstances du pays et du climat sont sans influence sur la disposition au suicide. D'après des observations particulières, je serais disposé à croire que la surabondance des suicides dans le nord porte surtout sur la classe des suicides médités ou par dépression morale, tandis que les suicides accidentels, ou par exaltation, y seraient peu nombreux, mais formeraient la grande majorité de ceux du midi.

6° *Les saisons*. Elles sont peut-être encore plus influentes. D'après les relevés de M. Prévost, voici quel serait l'ordre des mois pour la fréquence des suicides :

| | | | | |
|---|---|---|---|---|
| En avril, | 19 cas; | en mars, | 10 | cas. |
| juin, | 17 | novembre, | 9 | |
| août, | 17 | septembre, | 6 | |
| juillet, | 15 | janvier, | 5 | |
| octobre, | 14 | février, | 5 | |
| mai, | 13 | décembre, | 3 | |

Ou 87 pour les 2e et 3e trimestres de l'année et 46 pour les 1er et 4e.

A Berlin, de 1812 à 1822, il y a eu 328 suicides, dans les 2e et 3e trimestre, et 254 dans les 1er et 4e

(Casper). A Paris, en 6 ans, il s'est présenté 119 suicides dans les 2e et 3e, et 73 dans les 1er et 4e.

Suivant M. Guerry, les mois d'avril, mai, juin et juillet en donneraient le plus, et ceux de novembre et octobre le moins.

On trouve, dans le travail de M. Benoiston de Châteauneuf sur la mortalité dans l'armée française, de 1820 à 1826, 12 suicides en été, 11 au printemps, 6 en hiver, et 3 en automne. En janvier, 0; en février 6, en mars 0, en avril 2, en mai 3, en juin 6, en juillet 4, en août 4; en septembre 5, en octobre 2, en novembre 1, en décembre 0. Total 33. Nous ne cacherons pas cependant qu'il est des pays, ou plutôt des localités, où cette influence de la chaleur ne s'est pas fait sentir.

Le séjour de nos troupes à Alger a mis à même de vérifier cette assertion, que le vent du désert détermine véritablement une sorte d'épidémie de suicides; ce vent est du midi, il vient de l'intérieur des terres, des sables brûlants, il est excessivement excitant, exalte les fonctions intellectuelles et morales, et dispose aussi au délire et à l'aliénation mentale. (Ce fait m'a été confirmé par M. François Broussais, mon frère, ex-médecin en chef de l'hôpital militaire d'Oran.) Remarquez, d'ailleurs, que les suicides dont nous parlons maintenant sont généralement des suicides accidentels et non médites. Il paraîtrait que ces derniers seraient plus fréquents en hiver qu'en été.

MM. Falret et Esquirol disent que c'est au printemps et en été qu'il y en a le plus, et en automne qu'il y en a le moins; et M. Leuret veut que l'été passe avant le printemps. Ces rapports sont d'ailleurs les mêmes que ceux que nous trouvons dans le développement de l'aliénation mentale; mais la question ne sera entièrement décidée que lorsque la statistique relativement aux saisons sera appliquée, non pas seulement aux suicides en général, mais en particulier aux deux espèces de suicides admis, c'est-à-dire aux accidentels et aux médités.

7° *Epoques historiques.* L'histoire nous montre des époques qui se sont pour ainsi dire distinguées par la manie du suicide. Sans nous arrêter aux narrations, plus ou moins authentiques, de l'histoire des filles de Millet, qui, au dire de Plutarque, se seraient mises à se pendre pendant un certain temps; des femmes de Lyon, qui, si l'on en croit Primerose, se seraient précipitées en grand nombre dans le Rhône; des jeunes filles de Marseille, qui, au rapport d'un autre historien, se seraient tuées de son temps, à cause de l'inconstance de leurs amants, nous constaterons que, soit par l'influence de grandes circonstances politiques ou de révolutions sociales ou religieuses, on voit, à certaines époques, les suicides se multiplier d'une manière effrayante. N'oublions pas que l'influence de l'imitation et le fanatisme y sont pour beaucoup.

Toutes les statistiques nous prouvent que, dans nos temps modernes, les suicides vont augmentant dans une désolante progression. Ainsi, 1° de 1794 à 1804, il y aurait eu à Paris 107 suicides par an; 2° de 1804 à 1823, 334 par an; et 3° de 1830 à 1835, 382 par an. Nous trouvons, en 1817, 285 suicides; en 1826, 357; en 1835, 477. De 1827 à 1830, il y a 1 suicide sur 3,000 habitants, et de 1830 à 1835, 1 sur 2,094.

Et ce qui se passe à Paris se retrouve en province et à l'étranger. Ainsi:

| 1° EN FRANCE. | | 2° A BERLIN. | |
|---|---|---|---|
| En 1827, | 1,542 suicides. | De 1758 à 1775, | 45 suicides. |
| 1828, | 1,754 | 1788 à 1797, | 62 |
| 1829, | 1,904 | 1797 à 1808, | 126 |
| 1830, | 1,756 | 1813 à 1822, | 546 |
| 1831, | 2,084 | | |

Et de même à Hambourg, où, en 1827, il y a eu six fois plus de suicides qu'en 1821; à Pétersbourg, où dix fois plus en 1826 qu'en 1810; à Genève, où, de 1830 à 1834, il y en a eu 17 par an, au lieu de 9 de 1825 à 1829.

L'influence de l'imitation a été pour beaucoup dans cette augmentation extraordinaire des suicides, mais nous verrons qu'il y a eu d'autres causes encore plus puissantes.

Telles sont les causes qui agissent indépendamment de la volonté de l'individu; quant aux volontaires, les voici :

B. *Causes volontaires.*

1° *Profession*, *ignorance* ou *instruction*. D'après M. Prévost, les professions qui présentent le moins de suicides sont celles des cultivateurs, tandis que les lettrées en offrent le plus grand nombre.

En Prusse, les provinces les plus éclairées offrent le plus de suicides, et *vice versa*. En France, voici le rang qu'occupent les cinq classes de départements par le degré d'instruction : 1° ceux de l'Est; 2° ceux du Nord; 3° ceux du Sud; 4° ceux du Centre; 5° ceux de l'Ouest. Ceux de l'Est sont les deuxièmes pour le nombre des suicides; ceux du Nord, les premiers; ceux du Sud les cinquièmes; ceux du Centre, les troisièmes; ceux de l'Ouest les quatrièmes. On voit ici que l'influence du climat vient modifier celle de l'éducation. Dans le canton de Genève, la proportion des suicides lettrés aux illettrés est comme 10 est à 7. Il en est de même en Russie. Dans tous les pays du globe civilisé, d'après un tableau de M. Balbi, les suicides sont plus communs là où l'éducation est plus répandue.

Il y aurait même, d'après M. Lombard (de Genève), 1 suicide sur 24 décès dans les classes industrielles; 1 sur 32 dans les classes aisées, et 1 sur 39 seulement dans les classes manouvrières.

2° *Misère*. Sur les 6,782 cas de M. Falret, 905 ou environ un septième doivent être attribués à la *misère*; à Pétersbourg, c'est un cinquième; à Genève, un quart. On sait que cette cause est aussi une de celles qui augmentent le plus la mortalité générale.

3° *Pertes de fortune*. M. Falret compte 322 cas de cette espèce sur 6,782, ou un vingt-unième, et M. Prévost 19 sur 133, ou un septième.

4° *Passion du jeu*. Elle a produit 155 suicides sur 6,782, ou un quarante-troisième, d'après le tableau de M. Falret; et 4 sur 133, ou un trente-troisième, d'après celui de M. Prévost.

5° *Amour malheureux*, *jalousie*. 346 cas de cette nature sur les 6,782 de M. Falret, ou un dix-neuvième; 6 sur 133 d'après M. Prévost, ou un vingt-deuxième; à Pétersbourg, un cinquième.

6° *Chagrins domestiques*. 728 cas ou un neuvième rentrent dans cette catégorie parmi ceux de M. Falret, et 15, ou à peu près la même proportion, parmi ceux de M. Prévost.

7° *Chagrins par suite de calomnie*, *d'amour-propre blessé*, *d'ambition déçue*, etc. Nous comptons 382 cas de ce genre chez le premier, ou un dix-septième.

8° *Remords*. 287 d'un côté, ou un vingt-septième; 10 de l'autre, ou un treizième.

9° *Fanatisme*, *exaltation religieuse ou politique*,

*imitation.* Il n'y en a que 16 cas, ou un quatre cent vingt-deuxième, sur le tableau de M. Falret; et 2, ou un soixante-sixième, sur celui de M. Prévost.

Rapprochons ces faits et raisonnons.

Les causes indépendantes de l'individu peuvent-elles à elles seules déterminer le suicide?

Non, excepté l'état de maladie aiguë, et nous avons alors le type du suicide accidentel, qu'il faut accepter comme un fait pour ainsi dire fatal, et tout-à-fait en dehors de notre influence. Ces causes ne doivent donc être considérées la plupart que comme prédisposantes, et ici nous avons l'occasion et le temps d'agir par une éducation convenable.

En effet, ces circonstances prédisposantes attendent l'action des autres causes, sur lesquelles nous avons tout empire.

Si donc nous voulons diminuer le nombre des suicides, nous chercherons à combattre successivement toutes les causes que nous avons énumérées. Et d'abord, par un sorte de croisement de races, nous nous efforcerons de détruire les dispositions héréditaires qui résultent de l'organisation cérébrale transmise des pères aux enfants; puis nous déracinerons ces maladies chroniques qui, par la mélancolie qu'elles engendrent, nous poussent à nous détruire; nous enlèverons ces inflammations aiguës qui, dans des moments de délire, nous précipitent vers la destruction de nous-mêmes.

Dans tous les cas, nous saurons que notre tâche sera d'autant plus difficile que nous aurons affaire à des hommes plutôt qu'à des femmes, qu'il s'agira de pays froids plutôt que de pays chauds, et que nous serons au printemps ou en été plutôt qu'en automne.

D'un autre côté, puisque les causes volontaires se présentent dans l'ordre suivant, pour leur fréquence: misère, chagrins domestiques, pertes de fortune, ambition déçue, amour malheureux, remords, passion du jeu, fanatisme religieux ou politique, nous chercherons à alléger la pauvreté du peuple, et surtout la misère des classes industrielles. Une éducation morale accessible à tous, une vie conforme à nos lois physiologiques, écarteront une infinité de causes de suicide; elles mettront l'homme au-dessus des chagrins causés par la calomnie, l'envie, l'amour-propre blessé, l'ambition déçue; au-dessus de ceux d'une perte de fortune; elles éloigneront de ces fanatismes dont nous avons parlé et de cette déplorable influence de l'imitation.

Que si, malgré nos instructions, l'homme venait à concevoir encore et à couver en lui l'idée du suicide, qu'il ose aborder franchement cette question, et qu'il se demande si le suicide est quelquefois, s'il peut jamais être la satisfaction normale d'un besoin physiologique?

Qu'est-ce en effet, pour nous physiologistes, que le suicide avec toutes les circonstances qui y disposent et qui le déterminent?

Est-ce une satisfaction donnée à un besoin physiologique? Mais quel serait donc ce besoin de nous détruire nous-mêmes? nous ne le connaissons pas. Rappelons-nous que l'homme se tue ou par une détermination subite, dans un moment d'entraînement, de colère, de désespoir ou de folie; ou bien qu'il se tue après y avoir long-temps pensé, après avoir pesé le pour et le contre, enfin qu'il y a un suicide accidentel et un suicide médité.

Le suicide accidentel de l'homme en délire ou de l'aliéné est un fait sans valeur morale; mais celui qui, bien qu'accidentel, est commis par l'homme passionné et non malade, encourt une responsabilité.

Il est condamnable, car son effet étant sans retour possible, si l'homme s'est trompé, s'il a été égaré, induit en erreur, par exemple, par de fausses apparences, il s'est ôté le pouvoir de réparer le mal. Sa principale faute est dans sa précipitation; car l'homme a toujours tort de se laisser entraîner par la passion avant mûre réflexion, et son tort est d'autant plus grand que l'action est plus grave et plus importante. Nous savons déjà que tout mouvement organique, quel que soit son but, quelle que soit sa fin, dès qu'il est précipité, court le risque d'être contraire au bien de l'organisme, qui ne vit et s'entretient que par l'ordre et la régularité, et qu'il est d'autant moins moral qu'il part d'impulsions plus bas placées dans l'échelle des êtres, qu'il est plus étranger aux sentiments supérieurs et à la raison.

Que l'homme qui est sur le point de céder à un emportement de cette nature soit du moins assez fort, assez maître de lui, sinon pour changer de résolution, du moins pour se rendre compte des raisons qui le déterminent à une action si désespérée; dès lors, le voilà sur le terrain du suicide médité.

Là, il n'a qu'à interroger chacun de ses besoins, chacune de ses facultés; ils lui demanderont tous à vivre, car tous ont besoin de la vie pour être quelque chose. Que si quelqu'un ou plusieurs paraissent intéréssés au suicide, en supposant que leurs raisons fussent valables, ce serait de leur part une affaire d'égoisme; ils chercheraient à satisfaire un désir, une volonté passagère au détriment des autres, sacrifiés comme des esclaves. Le motif le plus spécieux, le prétexte le plus plausible que l'homme puisse apporter au physiologiste dans un tel cas, c'est qu'il ne lui est plus possible de développer ses facultés. Et où serait donc cette impossibilité? Serait-ce à cause d'un chagrin violent? Mais ce serait le cas ou jamais de redoubler d'activité et de chercher dans l'exercice physique, intellectuel et moral, une distraction réelle à ces perturbations violentes de ses affections. L'homme ne saurait vivre un seul instant sur la terre sans avoir des devoirs à remplir envers lui-même et envers ses semblables, cela ressort de son organisation même; mais, pour en être convaincu, il faut qu'il se soit donné un jour la peine d'y penser sérieusement, il faut qu'on lui en ait donné l'habitude, il faut qu'une éducation positive lui ait appris ce qu'il est, ce qu'il peut, ce qu'il doit être. Alors s'offriront une foule de débouchés à son activité; alors ce qui lui paraissait impossible d'un premier point de vue, lui semblera facile d'une autre manière; alors il sentira que le mécanisme admirable de ses fonctions, ce n'est pas lui qui l'a créé, et que, tant qu'il n'est pas brisé par une cause à lui supérieure, il en est encore le seul directeur, le seul maître, et qu'il manque à sa mission s'il le néglige, l'abandonne ou le sacrifie.

Le suicide est une aberration physiologique; c'est un trouble dans l'harmonie des fonctions, c'est la révolte d'une ou plusieurs facultés contre les autres; c'est un mal au même titre que la colère ou le meurtre; c'est plus qu'une faute et c'est presque un crime, car c'est l'assassinat de l'ensemble de nos facultés par quelques unes d'entre elles. Cependant les suicides de Caton, de Brutus, ne sont-ils pas, par exception, des actes de haute moralité? Aux yeux du physiologiste, ce sont de grandes et déplorables erreurs; car ce qui augmente ou diminue la culpabilité du suicide, c'est le motif déterminant : plus il est égoïste, passionné, aveugle, plus il rabaisse l'homme; plus il est généreux, intelligent et réfléchi, plus il le relève dans sa faute; mais dans tous les cas, l'homme qui se tue manque à la noble faculté de l'espérance et méconnaît la divine harmonie de l'existence humaine : ou il ne raisonne pas, ou il raisonne mal; dans tous les cas, même dans les plus dignes d'indulgence, c'est un homme incomplet.

Au physiologisme seul il appartient de traiter la question du suicide avec des faits et de la résoudre encore avec des faits. A ses raisons le sophisme n'a rien à objecter; c'est du moins ce qui nous semble ressortir de ce que nous venons d'exposer. Seulement, pour être traitée complétement de notre point de vue, la question du suicide aurait eu besoin de plus amples développements; mais les matériaux manquent et nous sommes forcé de nous en tenir à cette esquisse.

Nous n'avons point parlé du sacrifice de soi-même, fait par l'homme génereux pour sauver son ami, sa patrie, ses semblables, parce que cet acte, entièrement différent et tout autrement moral que le suicide, appartient à l'influence d'autres facultés auxquelles nous arriverons plus tard.

Avant de quitter celles dont nous nous occupons, observons que tous ces besoins instinctifs ont pour caractères communs d'être très exigeants et très impérieux, d'émouvoir profondément l'organisme et de nous pousser aux passions les plus violentes, d'être cependant aveugles et d'être obligés, pour distinguer le véritable objet du besoin, d'avoir recours à l'intelligence qui seule le reconnaît, l'apprécie et en montre le chemin.

Posons maintenant ces faits, dont nous aurons plus tard des conséquences morales à déduire, et continuons l'histoire physiologique de l'homme.

---

## CHAPITRE II.

### HYGIÈNE DES FONCTIONS MORALES DU CERVEAU.

A ces fonctions se rapporte la classe des *sentiments* des phrénologistes, qu'il faut considérer, ainsi que le dit M. Broussais, comme des instincts plus élevés que les précédents; car ce sont des impulsions qui naissent en nous, à l'occasion des impressions extérieures, et qui nous déterminent à réagir d'une manière particulière sur les corps que les sens nous ont fait connaître; je les appelle *moraux*, parce que ce sont eux surtout qui, chacun en particulier et par leur ensemble, forment le caractère de l'homme, et dont les impulsions, suivant leur direction, impriment à ses actions un cachet de moralité ou d'immoralité. Beaucoup plus excentriques encore que les besoins instinctifs, les *besoins moraux* étendent l'existence de l'homme, loin dans l'espace et dans le temps, sur les hommes, sur la société, sur l'humanité tout entière.

Nous commencerons leur histoire par celui qui est le plus rapproché des instincts, qui est le plus au service de l'individu, et qui sert le plus souvent d'instrument à l'égoïsme.

## 1° *Sécrétivité.*

La *sécrétivité* de Spurzheim est la ruse, la finesse, le savoir-faire, l'instinct à cacher de Gall; c'est, dit Spurzheim, le *penchant à être clandestin* en pensée, en projet, en action.

Tout le monde sait que chaque chose a son temps, que tout n'est pas toujours à tout moment bon à dire; qu'il est certaines paroles, certaines actions dont nous devons quelquefois nous abstenir; par exemple, un père doit à ses enfants une certaine retenue dans son langage et dans sa conduite, sans que pour cela il soit question de choses dont il ait à rougir devant les hommes, ou dans d'autres circonstances; en face d'un ennemi déclaré ou caché, il est dans l'intérêt de l'homme d'user encore de réserve, comme en diplomatie et dans le maniement des affaires en général. C'est encore ce qu'il doit faire quand il veut ménager la susceptibilité, l'irritabilité d'un ami auquel non seulement il cache ce qui est, mais il fait accroire momentanément ce qui n'est pas. Tel est, par exemple, le rôle auquel est quelquefois malheureusement réduit le médecin, qui doit si souvent laisser ignorer à son malade la gravité de son mal. Cependant, dès que la sécrétivité, sortant de sa sphère primitive, de faculté restrictive devient faculté active et induit en erreur, elle est sur le point de manquer à sa mission, de dévier de son but; et elle a besoin de motifs bien puissants pour justifier cet écart, car elle conduit au mensonge, un des vices les plus hideux que nous ayons à réprimer.

Le *mensonge* est un des défauts les plus communs de l'enfance; si nous voulons le corriger, il faut savoir comment l'enfant y est insensiblement conduit. Certainement, il apporte plus ou moins de sécrétivité et de penchant à cacher; mais, je le dirai franchement, dans la plupart des cas, si l'enfant a l'habitude du mensonge, les parents en sont presque aussi coupables que lui. Ils lui défendent de faire telle ou telle chose sans lui expliquer le pourquoi, sans lui donner une raison qui soit à sa portée, quelquefois, souvent même en lui en donnant une fausse, c'est-à-dire en mentant eux-mêmes, ce dont l'enfant ne tarde pas à s'apercevoir. Ne comprenant pas pourquoi on lui a imposé cette défense, l'enfant ne sent pas la nécessité de l'observer; c'est une contrainte qui lui pèse et dont il cherche, par tous les moyens possibles, à se débarrasser; et le mal, c'est qu'en faisant ce qu'on lui a défendu, il ne sait réellement pas qu'il commet une faute. Il faut que l'enfant se soumette à une défense, non parce qu'on le lui commande, mais parce que ce qu'on lui défend est un mal; il faut que vous l'ayez habitué, par votre franchise, à reconnaître en vos paroles l'expression de la vérité; qu'il soit convaincu que telle chose est réellement mauvaise, et il y a mille à parier contre un qu'il s'en abstiendra, c'est-à-dire qu'il ne désobéira que dans un cas d'entraînement extraordinaire.

Vous voyez que la première condition pour empêcher le vice du mensonge de germer dans un enfant, c'est d'abord de s'en abstenir soigneusement soi-même, de ne pas l'employer même en riant; car c'est ainsi que l'on s'habitue au mal; celui qui doit être un jour voleur de grand chemin, trouve fort plaisant de dérober le moindre objet sans qu'on s'en aperçoive; c'est pour lui d'abord un divertissement innocent, l'objet volé n'en vaut pas la peine et il est si amusant de mystifier quelqu'un! Il en est de même de l'enfant : s'il entend mentir dans ses jeux, il prend l'habitude de mentir en riant; plus tard il mentira pour se disculper ; plus tard encore, pour tromper les autres.

Une autre attention non moins importante, c'est de ne pas menacer les enfants de peines trop fortes et disproportionnées avec la faute; car, outre qu'en lésant leur sentiment de justice, on s'abaisse volontairement au-dessous d'eux, on excite en eux un tel sentiment de crainte, qu'ils ne pensent plus qu'à une seule chose, c'est d'éviter la punition (1),

(1) Je ne parle pas des cas où la crainte d'être grondé agissant sur un amour-propre excessivement développé, l'enfant, porté au désespoir, préfère la mort à l'humiliation. M. Ollivier, d'Angers, a rapporté dernière-

et le moyen le plus sûr à leurs yeux, c'est de nier leur faute ou même de la rejeter sur un autre. Ainsi, le danger imminent est écarté à leurs yeux, et ils ne voulaient que cela. S'ils ne s'attendaient au contraire qu'à des remontrances douces et paternelles, ou à une punition méritée, ils se détermineraient beaucoup plus facilement à subir cette nécessité.

Promettez, accordez souvent le pardon, quand l'enfant, au lieu de vous la cacher, vous aura découvert lui-même sa faute; vous obtiendrez mille fois plus par ce moyen que par la rigueur. La sévérité est cependant quelquefois nécessaire, la justice toujours.

Qu'on n'oublie pas que nous ne posons ici que des principes généraux d'éducation, et que si l'on trouvait des objections à y faire, elle seraient relatives à des cas particuliers, pour lesquels nous avons, nous aussi, des règles particulières, dérivées de la spécialité de l'organisation.

Nos règles générales sont bien simples; elles sont l'application de cet axiome proclamé par Confucius et Jésus-Christ : *Fais à autrui ce que tu voudrais qui te fût fait.*

N'est-ce pas pitoyable, en effet, de voir de pré-

ment, dans les *Annales d'hygiène*, trois exemples remarquables de suicides par submersion, chez des enfants de onze et treize ans, qui reconnaissaient cette cause.

tendus maîtres exiger des enfants confiés à leurs soins l'observance de règles auxquelles ils ne cessent eux-mêmes de commettre des infractions? Ne trompez jamais vos élèves, soyez justes envers eux, ayez pour eux le respect que vous commande, sinon leur âge, du moins leur nature d'homme égale à la vôtre, et leur organisation douée des mêmes besoins et des mêmes facultés. Mais plus tard nous aurons l'occasion de revenir sur ce sujet.

Si la sécrévité, trop développée, dispose l'enfant au mensonge, elle agit de la même manière sur l'homme; mais cette fâcheuse prédominance ne se borne pas là; elle nous rend encore rusés, astucieux et perfides; rusés par elle seule, astucieux et perfides, quand le défaut de certaines facultés indispensables, ou d'éducation, laisse à la sécrétivité un trop libre cours.

Si ce mot ruse n'était pas pris en mauvaise part et seulement dans le sens de l'abus de notre faculté, il servirait bien à en désigner l'impulsion fondamentale; mais il n'en est pas ainsi, l'homme rusé est celui qui non seulement se cache et qui cache ses paroles et ses actions, mais qui les dément au besoin, qui affirme ce qui n'est pas pour donner le change sur ce qui est, qui trompe enfin pour arriver à un but qu'il ne croyait pouvoir atteindre par la franchise; c'est un calcul pour obtenir indirectement un succès auquel il ne pouvait directement prétendre. L'astuce et la perfidie sont deux degrés de plus dans cette voie; c'est le mensonge adopté de préférence à la vérité, comme moyen plus facile et plus sûr; c'est l'habitude de tromper pour le plaisir de tromper, pour nuire à autrui; c'est le mépris de toute idée de justice et de loyauté.

Et cependant quel misérable calcul! La ruse est un aveu de faiblesse; celui qui a la raison pour lui, qui est fort de son droit et qui se sent capable de le soutenir, le fait ouvertement, il dédaigne la ruse et accepte franchement le combat. Ainsi, l'emploi de la ruse est déjà un signe de faiblesse ou la preuve d'un mauvais droit. Elle est donc condamnable, et la première condition pour s'en corriger, c'est de ne pas se mettre dans le cas d'en avoir besoin, c'est de suivre une ligne régulière de conduite et de se soumettre aux lois de l'harmonie de l'organisme. Est-il difficile, d'ailleurs, de faire sentir les inconvénients de la ruse et du mensonge? Qui ne sait que celui qui trompe, s'il évite un danger actuel, s'expose plus tard à un plus grand danger; car toute ruse, tout mensonge finit par être découvert? Qui ignore que celui qui a l'habitude de tromper ne tarde pas à être connu, et qu'alors il n'est plus cru sur parole, qu'il excite toujours la défiance, qu'il fait toujours planer sur lui le soupçon du mal qui a été fait, car on sait qu'il n'est pas assez franc pour en convenir et que son bonheur est de tromper; alors arrivera ce que nous dit La Fontaine dans la fable: un jour il criera au secours, quand il en aura réellement besoin; mais on se moquera de ses cris, car on croira que ce sont encore de fausses alertes et qu'il veut encore tromper, et on l'abandonnera sans ressources au sort malheureux qui l'attendait tôt ou tard.

A côté de ces fâcheux résultats, faites valoir les effets admirables d'une conduite opposée. La franchise déconcerte la ruse, mais la franchise de l'homme fort et intelligent; la franchise n'est pas de la niaiserie, elle ne consiste pas à se laisser duper, elle sait à qui elle s'adresse, elle n'ignore pas qu'on lui tend des piéges, elle se tient sur ses gardes et ne manque pas de réserve; mais, si elle ne laisse pas découvrir tout ce qu'elle sait, elle ne dit pas le contraire de ce qu'elle pense, ne trompe pas son adversaire; elle avoue sincèrement son but, parce qu'il est honorable, expose ouvertement ses moyens, parce qu'ils sont puissants, et attend tout de sa force quand elle n'espère plus rien de son droit.

La franchise et la loyauté n'excluent pas nécessairement l'habileté et le savoir-faire; ces deux dernières qualités sont pour l'homme de puissants leviers, et, si elles agissent dans les limites de l'honneur et de la probité, elles contribuent à améliorer l'existence; mais trop souvent l'homme habile n'est mû que par une vile ambition, et n'a de savoir-faire que pour remplacer le savoir qui lui manque. Ainsi ce sont les facultés supérieures de l'intelligence et de la moralité qui sont juges de l'emploi de la sécrétivité et qui en restreignent l'extension trop grande.

Ce sont elles aussi qui en exigent un développement suffisant. Celui chez qui cette faculté est trop faible ne comprend pas que tout ne soit pas toujours bon à dire, et il ne tient compte ni des temps, ni des lieux, ni des personnes, pour exposer sa pensée et pour se mettre à l'œuvre et exécuter ses projets; il ne soupçonne pas la ruse dans les autres, et est tout étonné de l'y rencontrer; ce n'est qu'après en avoir été long-temps victime, qu'il commence à s'en défier, et alors, aussi maladroit dans sa défiance qu'il l'avait été dans sa confiance excessive, il se défie souvent de celui qui ne lui veut que du bien, pour se jeter dans les bras de celui qui l'attend pour le tromper.. L'intelligence certainement peut éclairer l'homme dans ces cas, mais elle ne suffit pas ici; il faut, antérieurement à elle, une certaine réserve naturelle qui, instinctivement et avant toute réflexion, empêche l'homme de se compromettre et de se laisser entraîner à une fausse position. L'homme qui n'a pas assez de sécrétivité s'expose à la risée des autres, en devient le jouet; sans le vouloir, sans s'en douter, il compromet ses amis et se compromet sans cesse; il ne mène presque jamais à fin les plus beaux plans maladroitement dirigés; il veut beaucoup faire, et rarement il peut terminer ce qu'il a commencé. Il est malheureux, et rend stérile l'organisation d'ailleurs la plus heureuse.

La sécrétivité est donc une faculté qu'il importe de développer, qui est nécessaire à l'homme, et dont il faut seulement réprimer les écarts.

### 2° *Circonspection.*

La *circonspection* est une faculté qui, malgré quelque analogie avec la précédente, en diffère cependant essentiellement. Comme elle, nous la voyons restreindre les mouvements expansifs, et engager l'homme à se tenir sur ses gardes; mais, tandis que la première le poussait instinctivement à louvoyer, à diriger sinueusement son activité, à dérouter par des ruses la curiosité investigatrice, celle-ci dit à l'homme qui est sur le point de parler ou d'agir: Prends garde à toi, mesure bien la portée de tes paroles, pèse bien la valeur de tes actions, et prévois, au-delà du présent, les conséquences des unes et des autres. La sécrétivité trop forte porte l'homme à marcher toujours obliquement, la circonspection trop prononcée l'arrête et lui défend de marcher.

Je ne connais pas de faculté dont l'influence sur l'existence soit plus incontestable et plus facile à saisir. La circonspection, dans son action normale, produit la prudence, source de la sagesse; son défaut entraîne l'étourderie. L'*étourderie* n'est pas seulement un défaut de l'enfance, il est des personnes d'un âge mûr qui en présentent le type, malgré les expériences désagréables qu'elle fait subir chaque jour, tandis que certains enfants en sont tellement éloignés, que cet excès de retenue de leur part nous inquiète, étant contraire à l'activité du jeune âge. Pour comprendre les effets du manque de circonspection, il faut montrer les résultats de l'imprévoyance dans le cours ordinaire de la vie, où notre avenir dépend si souvent du parti que nous savons tirer du présent. Il n'est pas une seule faculté qui n'ait à se plaindre de ce vice d'organisation; les besoins instinctifs semblent se réjouir d'abord de cette absence de frein, qui leur permet de s'abandonner à toutes les sensations qui viennent les inviter au plaisir; mais l'abus alors ne tarde pas à changer le plaisir en douleur, à frapper d'interdiction la faculté trop avide de jouissances, à remplacer les heureux effets d'une activité modérée par les tristes résultats de toute perturbation dans l'harmonie des fonctions. C'est en effet à l'influence pour ainsi dire instinctive de la circonspection que l'homme doit de ne céder immédiatement à aucune stimulation organique. Combien ce moment de suspension, quelque court qu'il soit, n'est-il pas précieux pour l'intelligence qui fait à l'instant jaillir des éclairs de lumière, et peut sauver la victime quelquefois sur le bord du précipice! Combien sont à plaindre ceux qui manquent de cette admirable qualité! il faut que leur intelligence soit toujours en éveil de crainte d'être surprise, et c'est une tâche pénible pour elle; il faut qu'elle soit bien profondément pénétrée des déplorables suites, pour elle-même et pour l'organisme, des entraînements passionnels, de l'importance de sa mission, et qu'elle ait pris, par la force de l'éducation, l'habitude de cette surveillance. Au reste, voici la conduite que l'homme doit tenir.

Qu'il s'étudie lui-même dans ses actes et dans les formes de son organisation, il reconnaîtra que tel instinct, tel penchant, telle affection l'emporte sur les autres; que la circonspection, au lieu de dominer toutes les facultés, au physique comme au moral, est au contraire dominée par un besoin instinctif quelconque; dès lors, il doit être en garde contre les sollicitations de ce dernier; il sait qu'il lui demandera plus qu'il ne doit obtenir, et il se fera une loi d'être plus sévère envers lui qu'envers tout autre. Ainsi l'homme vorace et gourmand se défiera de son appétit glouton; il s'exercera à endurer la sensation pénible de la faim, et surtout à s'arrêter avant la satiété; ainsi l'homme sensuel et voluptueux évitera le plus possible les occasions de séduction, et n'oubliera jamais qu'une raison charnelle tendra souvent à se glisser à son insu dans ses déterminations, d'ailleurs en apparence les plus étrangères à de semblables motifs; ainsi l'homme irascible, convaincu que toutes ses colères ont, pour raison déterminante, plus encore sa propre organisation qu'une cause extérieure et réelle, sera le premier à reconnaître ses torts, à revenir sur les résolutions prises dans de tels moments où la volonté est véritablement aliénée, et à s'efforcer de comprimer son irritabilité disproportionnée avec les excitations du dehors. Il arrive souvent encore que la circonspection est assez développée relativement à la plupart des autres facultés, et qu'elle n'est dominée que par une seule; cette organisation est même assez commune, et l'œil peut facilement mesurer, sur le crâne, cette proportion des organes cérébraux : alors l'ensemble des actes est mesuré; mais lorsqu'une excitation vive va stimuler énergiquement le besoin prédominant, tout équilibre est rompu, la surveillance habituelle de la circonspection est trompée; et l'homme se livre à des actions qu'il aurait réprimées s'il avait eu le temps d'y penser. C'est ainsi que l'on voit quelquefois un seul instant malheureusement démentir toute une vie de sagesse.

Si c'est l'intelligence ou les sentiments moraux qui l'emportent sur la circonspection, la disproportion est moins fâcheuse pour l'organisme; cependant l'harmonie est difficile à maintenir. Il arrive souvent que les apparences sont plus coupables que la réalité : c'est ainsi que plus d'une femme légère laisse échapper un mot sans valeur à ses yeux, mais qui ne manque pas d'être pris en mauvaise part et tourné contre elle par la foule; ou bien c'est un regard, un geste, une démarche, au fond bien innocents, qui sont interprétés contre son honneur. On sait quelles suites déplorables ont fréquemment, dans le monde, de semblables légèretés; souvent elles ont suffi pour jeter le trouble au milieu du calme et du repos, et pour détruire à jamais tout bonheur.

Combien d'hommes entraînés par le plaisir de la critique et du sarcasme se sont repentis de n'avoir pas, comme on dit, tourné sept fois leur langue dans leur bouche avant de parler, c'est-à-dire d'avoir manqué de circonspection. Eh bien! il leur suffira souvent de se rappeler l'entraînement de ce penchant pour se retenir à temps, et remplacer ainsi une qualité naturelle par un artifice d'intelligence.

Il faut parler à ces personnes des mauvais effets

de l'imprévoyance, et plus encore des bons effets des habitudes de précaution, et du mérite d'une discrétion à toute épreuve. Dans toutes les positions sociales, la discrétion est nécessaire, mais il en est où ce serait une infamie d'y manquer, telle est celle du médecin. L'homme indiscret est bientôt connu comme tel, et tout le monde se méfie de lui; tandis qu'une confiance sans bornes accueille l'homme fort de sa discrétion. Ainsi le manque de circonspection compromet toutes les facultés, et c'est en leur nom que nous appelons l'intelligence à corriger ce défaut.

Elle ne nous sera pas moins utile pour combattre le défaut opposé. La circonspection poussée trop loin est un des modes d'organisation les plus défavorables à l'homme, car il s'oppose au développement de presque toutes les facultés.

Quelle que soit celle qui veuille entrer en action, la circonspection exagérée la retient d'abord et ne lui permet d'agir qu'après mûre délibération, quand elle lui permet d'agir; car souvent toutes ces délibérations n'aboutissent en définitive qu'à l'indécision; et l'homme s'abstient. Mais pour savoir combien il est malheureux de s'abstenir, il faudrait pénétrer dans son for intérieur; car s'il se refuse à l'action, ce n'est pas parce qu'à ses yeux l'action serait évidemment mauvaise ou nuisible, c'est parce que, malgré des avantages apparents, il ne lui est pas prouvé qu'elle ne puisse pas avoir des suites fâcheuses; s'il en avait cru son impulsion primitive, il aurait agi, et peut-être aurait-il bien fait; peut-être aura-t-il lieu de se repentir de son inaction, mais le résultat dernier était trop incertain pour s'y abandonner sans inquiétude.

Vivre toujours dans l'hésitation, entre le désir de faire et la crainte d'agir, c'est un véritable supplice, c'est celui des hommes à circonspection exubérante.

Dans les affaires, ces sortes de gens ne donnent point de réponses positives, si ce n'est au dernier moment; ce n'est qu'à la dernière extrémité qu'on obtient d'eux une solution définitive, et souvent ce qu'on croyait arrêté et conclu est encore remis en question, débattu de nouveau, et quelquefois résolu dans un sens opposé à la première fois. On croira souvent à une intention rusée qui n'existe réellement pas. Surtout gardez-vous de rien projeter pour l'avenir de concert avec eux; car au moment convenu vous trouveriez tout changé, et il vous faudrait renoncer à l'espérance dont vous vous étiez long-temps bercé.

En médecine, les hommes à circonspection extrême poussée jusqu'à la versatilité, jusqu'au scepticisme, jusqu'à la fatale manie de l'expectation dans toutes les maladies, passent pour des médecins *sages*, et cependant l'excès de circonspection n'est pas moins nuisible aux malades que son défaut! Certainement un malade peut être la victime de l'étourderie ou de la légèreté d'un médecin; mais combien de fois ne doit-il pas l'aggravation de l'affection dont il est atteint à l'hésitation du praticien qui attend, pour agir, que le mal soit plus apparent, que la nécessité d'agir soit plus impérieuse, c'est-à-dire que la maladie, légère d'abord, soit devenue grave et peut-être mortelle.

> Principiis obsta, sero medicina paratur,
> Cùm mala per longas invaluere moras,

a dit Ovide en parlant de l'amour; que le médecin trop circonspect n'oublie pas la vérité de ces vers appliqués aux maladies du corps.

L'inégalité d'organisation dont nous nous occupons conduit encore à la mélancolie, à l'hypocondrie et jusqu'au suicide, pour peu qu'elle coïncide avec le défaut de l'amour de la vie et quelques unes des circonstances que nous avons vues porter à la destruction de soi-même. L'homme est alors méfiant de tout ce qui l'entoure: il se méfie de ses parents, de ses amis; il voit partout des ennemis acharnés à lui nuire; sa vie n'est qu'une suite de perplexités déplorables, c'en est fait de l'équilibre de la santé; aux maux imaginaires s'ajoutent bientôt des maux qui ne sont que trop réels, et les malheureux finissent par la gastro-entérite chronique ou par l'aliénation mentale.

Ne confondez pas avec ce caractère essentiellement dubitatif et hésitant, le changement d'opinion et de résolution des personnes à volonté faible ou à connaissances bornées qui changent, non parce qu'elles craignent que leur première détermination n'ait de mauvaises suites, mais parce qu'elles ignoraient les avantages de la seconde, non parce qu'elles veulent ce qui sera le plus avantageux ou le plus convenable, mais parce qu'elles ne savent pas vouloir. Tandis que chez les premières personnes leur versatilité venait d'elles-mêmes, chez les secondes, elle vient de l'extérieur; celles-ci changent parce qu'on les fait changer, celles-là parce qu'elles le veulent; il semble que dans les deux cas ce soit la circonspection qui détermine le changement, mais la circonspection spontanée et individuelle dans l'un, et dans l'autre la circonspection empruntée, la circonspection d'autrui.

Cette faculté poussée à l'excès ôte souvent aux autres tout le mérite de leur spontanéité. Une calamité publique arrive, elle réclame de tel citoyen un sacrifice d'intérêt; cet homme, naturellement bienveillant et libéral, est prêt à l'accorder. Mais voici qu'une circonspection exagérée vient retenir son bras et suspendre l'acte de dévouement:

puis un retour de bienveillance l'emporte, et le sacrifice est consommé. Cependant il est trop tard pour que l'action paraisse généreuse; dans ce mouvement de fluctuation, elle a perdu la moitié de sa valeur, elle est attribuée au calcul, et la reconnaissance en est rarement le prix.

Quelqu'un est en danger, on peut le sauver si l'on ne perd pas un instant; la circonspection vous fait balancer, vous laissez s'écouler quelques moments; et lorsque votre décision arrive, il n'est plus temps, la victime est perdue.

Il est facile de concevoir une infinité d'autres circonstances où la spontanéité des actes fait leur principal mérite, et où la circonspection excessive empêche l'homme d'accomplir sa destinée.

J'ai vu des hommes riches de facultés intellectuelles qui tenaient enfouis ces trésors par excès de circonspection, s'empressant toujours de détruire par le feu ce qu'ils venaient de tracer sur le papier, de peur de n'être pas compris, de se compromettre ou d'être méconnus.

Remarquez bien qu'ici je parle de la circonspection excessive, c'est-à-dire de celle qui vous fait balancer ou vous arrête, non parce qu'il y a une raison suffisante, mais parce que c'est son habitude ou plutôt sa manie d'hésiter préventivement, d'hésiter avant tout motif d'hésitation, et je dirai plus, malgré toute nécessité d'agir.

La règle est donc ici facile à tracer; elle se déduit de la puissance primitive et fondamentale de la circonspection; en-deçà, au-delà, il y a mal et désordre. Le but de notre faculté est de suspendre l'élan de notre activité et même de l'arrêter s'il y a lieu, dans l'intérêt de l'organisme, c'est-à-dire de toutes les autres facultés. Elle n'atteint pas ce but, si elle laisse compromettre l'existence ou la liberté de nos nombreux besoins, par trop de précipitation; elle le dépasse, si elle empêche leur développement par une retenue exagérée.

Sa combinaison avec la sécrétivité donne un caractère extrêmement difficile à deviner. La ruse, sans la circonspection, est grossière et facile à découvrir; avec la circonspection, elle échappe aux piéges qui lui sont tendus pour la dévoiler; mais elle devient tout-à-fait insaisissable, lorsqu'une forte intelligence s'y joint. C'est le prototype de la diplomatie monarchique.

Nous ne terminerons pas sans rappeler l'observation de M. Broussais, que presque tous les grands hommes, tous ceux qui ont gouverné quelque temps les masses, tous ceux qui ont eu une notable influence sur leurs concitoyens, sont remarquables par le développement de la circonspection sur leurs têtes.

## 3°. *Amour-propre* (1).

L'amour-propre est l'*approbativité* de Spurzheim, la vanité, l'ambition, l'amour de la gloire de Gall; c'est un sentiment qui nous rend sensibles à l'éloge et au blâme, qui nous inspire le désir de la distinction, nous stimule pour en obtenir, et devient par là un des principaux mobiles de nos actions. Il fait naître en nous toutes sortes d'ambitions, suivant qu'il est dirigé par une raison plus ou moins élevée, depuis celle des rubans et de la faveur des cours jusqu'à celle de la gloire et des vertus les plus pures. Donnez peu d'intelligence et beaucoup d'amour-propre, et vous aurez, chez la femme, la passion de la parure, des bijoux, du luxe, de la coquetterie; chez l'homme, celle des honneurs, des titres, des dignités, des habits brodés, des croix, des chevaux, des équipages, etc; chez les deux la *vanité*, un vif désir de faire parler de soi, d'acquérir de la réputation à tout prix, de fréquenter les grands, les personnes marquantes, les princes et les rois; une jouissance inexprimable à

(1) Si notre ouvrage était un traité dogmatique de phrénologie, nous expliquerions pourquoi, contrairement aux autres phrénologistes, nous préférons l'expression *amour-propre* aux autres dénominations; nous nous bornerons à dire ici que nous l'adoptons parce qu'elle nous semble correspondre le mieux au sentiment primitif, à la faculté fondamentale, telle qu'on la rencontre, par exemple, chez les enfants.

être flatté, caressé, loué publiquement, à obtenir des égards et des témoignages de respect ; et souvent un penchant à l'intrigue et à la basse adulation. Que si, au contraire, avec un amour-propre marqué, il y a beaucoup d'intelligence et de sentiments moraux, alors l'homme sent le besoin de développer ouvertement les facultés dont il est doué; il profite de toutes les occasions de déployer sa force, son esprit, sa moralité ; il tient à acquérir une bonne réputation, il vise au succès par des moyens honorables, il veut mériter, avec leurs suffrages, l'estime de ses semblables, et vous le voyez toujours sur la brèche, disposé à défendre les principes qu'il a adoptés, les institutions qu'il croit bonnes, et les hommes qu'il honore. Il ne rejette pas toujours les honneurs et les dignités, mais il ne s'abaisse à aucune concession pour les obtenir, et il est toujours prêt à en faire le généreux sacrifice.

Ainsi, autant l'influence de notre faculté était blâmable dans le premier cas, autant elle est honorable dans celui-ci. L'amour-propre peut donc s'appliquer à des objets dignes comme à des objets indignes de notre considération, suivant que nous sommes d'ailleurs plus ou moins heureusement organisés. De combien d'avares n'ouvre-t-il pas la bourse, de combien de guerriers n'enflamme-t-il pas le courage, de combien de savants ne soutient-il pas les travaux, de combien d'artistes et de poëtes ne réveille-t-il pas l'inspiration?

Il peut aussi, sans aller jusqu'à rabaisser notre dignité, causer par son excès de fâcheux résultats. Ainsi, c'est lui qui nous rend tellement susceptibles, que nous trouvons une offense dans la moindre parole équivoque; que nous ne pouvons pas, sans colère ou sans douleur profonde, supporter la plus légère critique; que nous supposons toujours notre mérite méconnu, et que nous ne pouvons jamais satisfaire notre ambition. Ainsi, par notre faute, nous troublons notre existence, nous rendons le développement de nos facultés l'occasion d'autant de peines et de tourments qu'elles auraient pu l'être de plaisir et de satisfaction. Ou bien nous sommes sans cesse enclins à la colère, et nous nous exposons à ses terribles effets, ou nous nous laissons entraîner à la tristesse, à la mélancolie, et nous finissons par tomber dans la misanthropie ou l'aliénation mentale. Tous ces résultats sont fréquents, et doivent nous avertir de bonne heure de nous défier des suggestions de notre amour-propre, de nous habituer à souffrir la critique et de nous tenir en garde contre la louange.

Il faut le faire dès le jeune âge, alors que l'émulation est l'un des mobiles les plus ordinaires et les plus efficaces de nos actions, et c'est à nos maîtres d'en diriger habilement l'emploi pour qu'elle n'élève pas trop haut notre amour-propre et qu'elle ne fasse pas naître en nous la vanité si nous réussissons, la mélancolie si nous sommes dépassés. Dès l'enfance encore, la susceptibilité dont nous nous occupons engendre en nous la jalousie, tourment de tous les âges, qui empoisonne tous les moments de notre existence, qui conduit plus d'un enfant au tombeau, et rend plus d'un homme aussi coupable que malheureux.

On ne saurait trop s'efforcer de diminuer en nous le sentiment de l'amour-propre, quand il vient ainsi troubler notre existence et se mêler à toutes nos actions; ou plutôt il faut chercher à le diriger vers un but louable, notre amélioration et celle de nos semblables; notre honneur alors sera bien placé, et c'est à bon droit que nous serons satisfaits de nous-mêmes. Cependant si l'excès de cette faculté entraîne de si fâcheux inconvénients, son défaut n'en est pas exempt. Il faut avouer que l'éducation a bien peu d'influence sur l'enfant dénué d'amour-propre : heureux si ses penchants le portent d'ailleurs au bien, car autrement on le ferait difficilement rougir de ses fautes. Insensible aux récompenses comme aux punitions, il sera sourd à tous les conseils. L'homme ainsi organisé ne recherche point la gloire, qui n'est pour lui qu'une fumée; il ne comprend rien à l'indignation qu'excite en nous un mot qui porte atteinte à notre honneur, et se rit de notre susceptibilité; il dédaigne l'opinion des hommes. Étranger à toute ambition, même à celle de faire du bien, il ne se renferme que trop souvent dans un froid égoïsme, et laisse stériles les plus belles facultés dont il a été doué, s'il ne s'abandonne pas indifféremment à tous ses penchants, peu soucieux du *qu'en dira-t-on*. Autant la sotte vanité est pitoyable, autant l'indifférence que nous signalons ici est malheureuse; tandis que la véritable modestie, qui a d'ailleurs besoin d'être secondée par un certain degré d'estime de soi, s'élève au-dessus de ces deux travers de l'esprit et les écrase de toute la supériorité du mérite réel. Une modestie bien entendue ne consiste pas à se retirer toujours en arrière, à fuir toujours la publicité; elle sait se mettre en avant quand l'occasion en vaut la peine, et prendre sa place quand elle a la conviction qu'elle peut être utile.

C'est ainsi que nous entendons l'emploi de l'amour-propre, pour le plus grand bien de l'organisme et par respect pour nos lois physiologiques.

### 4° *Estime de soi.*

Cette faculté correspond à celle que Gall désigne sous les noms d'orgueil, hauteur, fierté, amour de l'autorité, élévation, bonne opinion de soi-même. Son action primitive et fondamentale est de nous donner le sentiment de notre valeur personnelle, sentiment qui n'est conforme à la réalité que dans certaines conditions, c'est-à-dire quand il est en rapport harmonique avec les autres fonctions. S'il est relativement trop fort, l'opinion que nous aurons de nous-même sera exagérée; s'il est au contraire trop faible, nous n'aurons pas la conscience de nos moyens : ce sera un mal dans les deux cas.

Lorsque le développement est normal, il est facile de s'en apercevoir, non seulement à la conformation harmonique de l'encéphale, mais encore à une conduite généralement empreinte de dignité. Nous savons tenir le rang qui nous convient; nous ne cherchons à abaisser personne, mais nous ne souffrons pas que l'on tente de nous abaisser. Nous avons de la fierté et point d'orgueil; nous n'entreprenons que ce que nous pouvons achever, mais nous n'hésitons pas à nous mettre en avant quand il le faut pour commencer; et si, dans une réunion d'hommes, nous sommes réellement digne de commander, une fausse modestie ne nous empêche pas de prendre en main les rênes du commandement; et, chef improvisé, nous nous rendons utile à ceux qui avaient besoin d'être dirigés.

C'est un puissant levier à opposer aux impulsions basses et viles qui nous dégraderaient à nos propres yeux, lorsque toutefois l'éducation de ce sens a été bien faite, qu'il a contracté de bonnes habitudes et qu'il est éclairé par l'intelligence ; car il peut être abusé, induit en erreur, au point de nous égarer jusqu'à placer notre point d'honneur dans l'accomplissement des plus grands crimes. C'est encore ce sentiment, conjointement avec la fermeté, qui nous rend le joug de la tyrannie insupportable et nous pousse irrésistiblement à l'indépendance. Ce qu'il y a de certain, c'est qu'il n'y a pas de grand œuvre exécuté sans un développement suffisant de l'estime de soi : c'est une faculté utile aux autres facultés, nécessaire à l'ensemble des fonctions cérébrales.

Quand elle manque d'énergie, la plupart des autres facultés semblent aussi en manquer, surtout celles dont le caractère est excentrique ; ce n'est pas alors seulement de la modestie, c'est de l'humilité, c'est quelquefois l'absence de toute dignité. Un homme dans cette position fait souvent pitié, car on le voit se laisser déprimer au-dessous de sa valeur réelle ; on souffre pour lui, et l'on croit qu'il doit souffrir de cette position inférieure ; il n'en est rien, car il ne sent pas le germe de cette dignité qui nous relève à nos propres yeux ; il subit toute espèce d'abaissement sans se révolter, et traite d'exaltés et de fous ceux qui sacrifient tout à leur indépendance.

Il faut s'étudier à réveiller de bonne heure, chez un enfant que caractériseraient de telles dispositions, les idées de grandeur et d'héroïsme, et lui en offrir les images les plus brillantes. Quel homme ne comprendra pas qu'il faut être pénétré de la puissance d'une faculté pour la mettre en action, et que le défaut d'estime de soi vous prive d'une infinité d'avantages que rien ne peut suppléer, car rien ne saurait remplacer une libre spontanéité.

Oui, il faut de l'estime de soi à l'homme qui veut être quelque chose, qui veut agir, qui veut déployer ses facultés, qui veut remplir dignement sa mission humanitaire, c'est-à-dire à tout homme qui n'est ni malade ni en délire, à tout homme raisonnable enfin. Nous avons déjà vu que, sans être en excès, il pouvait être dévié d'une bonne direction naturelle, et que poussé par de fausses idées, par le sophisme et par de mauvaises habitudes, il pouvait conduire à de condamnables actions; le remède est alors dans l'emploi des autres facultés. Mais s'il y a réellement excès d'estime de soi, vous voyez l'homme qui n'a pas été éclairé sur l'imperfection de son organisation, entraîné à son insu à la suffisance, à la présomption, à l'insolence, au dédain, à la plus insupportable arrogance. Tous ces défauts nuisent au succès de nos entreprises, à l'accomplissement de nos volontés, car nous finissons par déplaire à tout le monde, et nous ne rencontrons plus partout qu'opposition ; le ridicule, puis l'aversion s'attachent à nous, bientôt nous ne pouvons plus vivre qu'avec nous-mêmes. Le sentiment d'*orgueil*, trop actif dans quelques têtes exaltées, conduit souvent à la folie, et les monomanies orgueilleuses sont, avec les vaniteuses, incontestablement les plus multipliées. Bien avant d'en être arrivés là, nous étions déjà traités de fous dans le monde; c'était un avertissement utile.

Ce n'est pas seulement l'ignorance, c'est aussi l'orgueil qui empêche l'homme de reconnaître ses défauts, ses faiblesses, les imperfections de son caractère; et quand il croit avoir à se plaindre du monde, s'il commençait par s'en prendre à lui-même, avant de s'en prendre à l'extérieur, il trouverait souvent la vérité, et ferait disparaître bien des obstacles à son bonheur.

Tels sont les déplorables résultats de l'excès d'estime de soi; c'est un obstacle au cours régulier de notre vie; c'est une cause de chocs et d'oppositions continuelles, de désunions et de haines implacables: c'est un mal qu'il faut guérir à tout prix. Il suffira d'exposer ces résultats pour faire comprendre la nécessité de se corriger; les parents obligeront leurs enfants à se servir eux-mêmes, et à respecter, dans leurs serviteurs, l'honneur et la probité qui les relèvent de leur position infime, car la valeur d'un homme est dans son caractère et non dans sa fortune. Le vrai mérite a sa fierté, mais il n'a point d'orgueil; il n'a besoin d'abaisser personne, ni ceux qui sont au-dessous de lui, car il les domine sans le vouloir et sans qu'ils s'en aperçoivent, ni ceux qui sont au-dessus, car il est du petit nombre de ceux qui ont assez de valeur personnelle pour les comprendre et les apprécier. Le vrai mérite sait que quelque instruit, quelque habile qu'il soit, il s'en faut qu'il soit complet; qu'il peut encore s'élever plus haut qu'il n'est placé; que le mépris qu'il fait des autres l'empêche de s'améliorer, et qu'il trouvera souvent dans le bon sens vulgaire ce qu'il aurait vainement cherché dans les sommités sociales. S'il est de bonne foi, et il le sera quand on lui aura fourni la conviction de son genre d'organisation, l'homme, dominé par l'estime de soi, conviendra avec lui-même qu'il est naturellement disposé à s'admirer, à s'attribuer plus d'importance qu'il n'en a, et que, pour être dans le vrai, c'est-à-dire dans sa force, il faut qu'il rabatte de son orgueil. Et sa conviction entraînant sa volonté, il se réformera, sinon complétement, du moins de manière à n'être plus la dupe aveugle d'une passion vicieuse; et s'il commet encore quelquefois le péché d'orgueil, il en réparera les fâcheux inconvénients.

Une réflexion qui est de nature à le rappeler à la raison, c'est que le propre de l'orgueil déplacé est d'exciter la *pitié* chez les hommes assez forts pour n'avoir pas besoin de se faire valoir; la *pitié*, résultat si misérable, si honteux, si indigne de la haute idée que l'orgueilleux a de lui-même!

M. Broussais fait remarquer, avec juste raison, que le sentiment dont nous traitons ici s'exalte par la réunion des hommes : « Rien n'est chatouilleux, rien n'est orgueilleux, dit-il p. 285, comme les réunions d'hommes, depuis les plus petites jusqu'aux plus grandes; depuis les sociétés particulières jusqu'aux royaumes, aux empires, aux États les plus étendus. » C'est ce sentiment qui fait les révolutions les plus saintes, comme il pousse aussi les masses aux actes les plus exécrables : c'est dans ces cas surtout qu'il peut toute sorte de bien et toute sorte de mal, suivant la direction que lui imprime une raison éclairée ou un instinct aveugle.»

« Les oppositions que peut rencontrer ce sentiment, ajoute M. Broussais, sont d'abord dans la circonspection, dans la ruse ou la sécrétivité, qui le retiennent comme elles retiennent toutes les autres manifestations, car c'est le rôle de cette faculté.... Cet organe ou cette impulsion trouve aussi un correctif dans l'intelligence : plus les hommes sont cultivés, plus l'intelligence a été exercée, plus les facultés de la réflexion et de l'observation se sont développées, moins l'homme est orgueilleux; il peut alors se comparer avec justesse à ses semblables; il se met à sa place, il reconnaît sa faiblesse, ce qui le fait au moins renoncer à la violence. P. 287.»

### 5° *Fermeté.*

Tous les jours on dit de telle personne: elle a du caractère; de telle autre: elle est d'un caractère faible. Dans le premier cas, la faculté dont nous traitons est fortement prononcée; dans le second, elle ne l'est pas assez. Nous en trouvons l'origine dans le sentiment qu'a l'homme de sa puissance de vouloir une décision et d'exécuter sa volonté. Sous l'influence de cette faculté, l'homme veut, non parce que c'est bien, non parce que c'est utile, non parce que c'est juste, mais parce que c'est un besoin pour lui de vouloir; il veut parce qu'il veut, parce qu'il y a dans le vouloir je ne sais quel acte de personnalité, je ne sais quelle réalisation du moi qui satisfait ce besoin. Peu importe à cette faculté que la décision soit bonne ou mauvaise, pourvu qu'il y en ait une; c'est aux autres sentiments d'en inspirer de bonnes, c'est à l'intelligence d'en faire un choix. Vous voyez que, sans cette faculté, l'homme n'aurait pas de personnalité, qu'il serait tout excepté lui-même.

Le développement de cette faculté pousse à la roideur de caractère et à l'esprit d'indépendance. Chez les enfants, elle fait souvent le désespoir des maîtres, et c'est elle qui est la base du véritable républicanisme; c'est elle, encore plus que l'estime de soi, qui empêche l'homme de s'abaisser, et qui lui donne cette dignité qui lui assure toujours, sinon des titres et des honneurs, du moins l'estime de ses semblables. Sans cette faculté, l'homme d'Horace, le *justum et tenacem propositi virum*, ne serait pas possible; ses manifestations d'ailleurs varient à l'infini, suivant l'ensemble de l'organisation, et nous renvoyons, pour les connaître, aux ouvrages spéciaux de phrénologie. Mais voyons comment l'abus est voisin de l'usage, et ce qu'il présente de répréhensible aux yeux du physiologiste.

L'inflexibilité de caractère, la persévérance dans une résolution, doivent avoir des bornes, car l'infaillibilité n'est pas le fait de l'humanité, et quand l'homme s'est trompé, il doit mettre son honneur, non pas à persister dans son premier parti, mais à changer pour en prendre un meilleur ; autrement il se nuit à lui-même ou il nuit aux autres, et dans tous les cas il fait acte de partialité, il méconnaît l'harmonie de son organisme. Tel est le propre de l'*entêtement*, c'est-à-dire de la fermeté mal placée ou employée à persévérer dans une conduite condamnable, à soutenir des opinions erronées, uniquement parce qu'on en a pris la résolution. Il est facile de reconnaître un tel homme à son langage; ces mots : *je xeux*, sortent à tout instant de sa bouche. Il est tellement aveuglé par son sentiment du moi volontaire, qu'il ne voit, dans toutes les raisons qu'on lui donne pour le faire changer, qu'une intention de le dominer; cette idée le révolte et le confirme dans sa malheureuse opiniâtreté. S'il savait quelle est sa disposition naturelle, s'il était pénétré de cette conviction, qu'alors même qu'il a dit avoir raison, il peut avoir tort, il comprendrait que les efforts que l'on fait contre lui sont peut-être dans son intérêt, il renoncerait à son opposition *quand même*, et se laisserait persuader. Mais il faut qu'il ait commencé par être convaincu de son penchant organique.

Chose singulière, ce sentiment de fermeté qui crée l'esprit républicain, conduit, dans certaines conditions, directement au despotisme; il ne lui faut pour cela que d'être poussé par les masses instinctives et égoïstes et privé du contrepoids d'une haute intelligence et du sentiment de justice. Lorsqu'en même temps vous voyez que l'estime de soi, l'amour-propre et la destructivité sont très forts, les sujets sont tellement susceptibles, tellement irritables, tellement colères, tellement volontaires, qu'il n'est guère possible de vivre long-temps avec eux, et qu'ils se rendent eux-mêmes extrêmement malheureux. Je ne connais pas de cause plus fréquente de rechutes dans les maladies, ni d'obstacle plus insurmontable à la guérison complète des affections chroniques, que le genre d'organisation que j'indique ici, et que l'irritabilité, la susceptibilité qu'elle entraîne. Encore une fois, le principal remède à de tels maux est dans la démonstration phrénologique des facultés dont nous sommes naturellement doués; ici nous nous convaincrons de la nécessité d'écouter les conseils, de nous corriger de la manie de voir partout du despotisme, et de nous regimber par un faux point d'honneur.

Que si, au contraire, le sentiment de la fermeté est faible en nous, nous serons le jouet du premier venu, et, véritable girouette, nous tournerons à tout vent. Heureux si de bonnes influences nous entourent; nous nous conduirons bien alors, pourvu qu'on ne nous abandonne pas un instant à nous-mêmes, comme nous tournerions au mal si nous étions environnés par des influences opposées. Voyez quelle circonstance fâcheuse pour l'éducation : cet enfant, cet homme aime le travail et peut compter sur le succès; il prend la résolution de s'y livrer avec ardeur, mais une société d'étourdis ou de mauvais sujets arrive et l'entraîne à la négligence de ses devoirs, au désordre, à la débauche;

et c'est en vain que, rendu à lui-même, le malheureux déplore sa faiblesse; le lendemain, malgré les plus belles résolutions en apparence, il recommence encore. Dites maintenant si l'éducation, pour être efficace, n'a pas besoin d'un certain degré de fermeté dans le sujet qu'elle veut former; son premier devoir est même de la développer, quand elle ne la rencontre pas, car, sans elle, les meilleures dispositions se trouveraient de fait anéanties. Il faut habituer l'enfant, dès le premier âge, à prendre une décision dans les cas difficiles, à soutenir un parti pris, non pas sous l'empire d'une passion, mais après mûre réflexion; à surmonter les obstacles par la seule force de son caractère, tantôt après conseil, quand l'intelligence en vient réclamer, tantôt par une résolution spontanée, quand les conseils manquent ou ne peuvent pas être attendus. L'homme qui ne sait pas vouloir est incapable de gouverner ses facultés, et n'est pas en mesure de remplir sa mission.

### 6° *Justice.*

Voici un des sentiments les plus beaux dont soit douée l'espèce humaine; à lui se rattache la conscience, le seul moral. Il est remarquablement traité par M. Broussais (page 365-378), et nous renvoyons au *Cours de phrénologie* pour en connaître l'action primitive et les combinaisons. Cependant, il nous paraît nécessaire d'ajouter qu'en réduisant, suivant notre méthode, cette faculté à sa plus simple expression, nous y trouvons, en dernière analyse, l'*appréciation des droits de soi-même et de ses semblables*. C'est le sens moral de Gall, la conscienciosité de Spurzheim.

S'il est trop faible, point de scrupules : le bien et le mal sont égaux; on s'inquiète peu de porter préjudice aux autres; pourvu que l'on arrive à son but, tous les moyens sont bons. Et voyez quelle anarchie va résulter du défaut de ce sentiment : l'idée de respecter chez nos semblables une organisation image de la nôtre, impose souvent un frein utile aux impulsions instinctives de nos passions; ce frein n'existe plus ici; voilà notre autorité sur ces passions qui a perdu un puissant levier, et nous ne tarderons pas à être précipités dans mille travers, mille erreurs, mille abus de nos facultés. Nous avons vu, à l'occasion des facultés de destructivité et d'acquisivité, qu'elles ne conduisaient au vol ou à l'assassinat que sous certaines conditions seulement, d'abord l'influence de l'exemple et de l'éducation, secondement l'absence du sentiment de justice. Rien n'est plus propre, en effet, à restreindre ces penchants dans les limites de la légalité que cette noble faculté. L'injustice est un mal réel : c'en est un pour celui qui la subit, car il est pour ainsi dire violé dans son domicile; comme pour la société, qui en est témoin, car c'est manquer à la loi de sa nature qui lui a fait connaître le mal et lui a donné les moyens de l'empêcher ou de le réprimer. Une injustice, quelle qu'elle soit, de quelque prétexte qu'elle se colore, est toujours un acte qui blesse le sentiment de conscience en sacrifiant les droits imprescriptibles de l'organisation.

Le défaut de ce précieux sentiment nous fait porter des jugements faux; car il nous est impossible de supposer dans les autres ce que nous ne sentons pas en nous, et nous attribuons à d'autres mobiles, à des motifs intéressés, les actions les plus pures, les plus dévouées, les plus esclaves du sentiment de justice.

Il est important d'habituer l'enfant à l'exercice de ce sentiment : il le fait déjà dans ses jeux, où sont condamnées et punies toutes les infractions aux règles convenues; il devrait être appelé souvent à le faire dans des circonstances plus sérieuses; par exemple, dans le jugement des fautes de ses camarades. Je voudrais voir, dans les pensions, dans les colléges, ces jurys d'apprentissage appelés fréquemment à juger de la valeur morale des actions. Rien ne serait plus capable de développer dans les enfants ces sentiments virils et généreux qui nous poussent à la défense de ce qui est bien, indépendamment de tout intérêt personnel, et à la condamnation éclatante de ce qui est mal, alors même qu'il n'est pas sans danger pour nous de le faire; noble exemple qui porte au plus haut degré la satisfaction de nous-même, et qui ne reste jamais stérile. Mais une telle éducation suppose que le maître se met à l'abri de toute récrimination par sa conduite régulière et son impartialité.

Passons maintenant aux résultats de l'excès de développement de ce sentiment. Ici je vois que l'on m'arrête, ne comprenant pas comment l'excès de conscience puisse être un défaut ou plutôt comment il puisse y avoir jamais excès du sentiment de justice. Rien de plus réel cependant, car la faculté dont nous nous occupons n'a point de privilége sur les autres et peut devenir, comme elles, tantôt l'origine du bien et tantôt celle du mal. En effet, cet excès fait naître en nous des craintes exagérées de mal faire, des inquiétudes continuelles d'avoir commis quelque injustice, des remords de conscience non fondés. J'ai connu une dame qui, arrivée à l'âge de soixante et quelques années, eut le malheur de perdre en trois jours ses deux filles déjà mariées et dans les positions sociales les plus honorables. Cette excellente mère, la plus tendre, la plus affectueuse que j'aie jamais connue, n'avait cessé un seul instant de se dévouer pour ses enfants ; elle avait eu, pour ses deux filles, dans leur dernière maladie, de ces soins maternels qui arrachent les larmes. Eh bien ! elle se reprochait amèrement ces soins, disait qu'elle n'avait pas assez fait, et regrettait de n'avoir pas confié à des mains étrangères ses chères enfants, si cruellement dévorées par la mort !

Il y avait évidemment, chez cette dame, excès de l'esprit de justice. Il peut être porté jusqu'au point d'enchaîner presque toutes nos facultés toutes les fois qu'il s'agira de notre intérêt personnel et d'en pousser le développement au-delà de toute mesure, quand l'intérêt d'autrui sera en jeu. Il y a alors dans notre conduite plus que du *désintéressement*, plus que de la *générosité*, vertus que nous rapportons au sens moral ; il y a de la duperie, et notre faculté est la première à condamner un tel résultat, car c'est elle qui veut que chacun soit traité suivant ses œuvres, et non pas le méchant comme le bon ; c'est elle qui ordonne à la loi de punir le coupable, non pas dans un but de vengeance, mais pour corriger, pour améliorer l'homme, pour lui faire sentir que la justice n'est pas un vain mot, qu'elle est dans la nature des choses, qu'elle dérive de l'organisation, qu'elle exige un mal passager et matériel pour arriver à un bien solide et moral.

Le développement du sentiment de justice, s'il

procure l'ineffable bonheur de la satisfaction de conscience, est aussi la source de bien des peines; car ce n'est pas sans douleur profonde, sans vive indignation, qu'il supporte le spectacle des injustices dont l'homme est si souvent victime. Enfin c'est encore à notre faculté que remonte la tolérance, c'est-à-dire le respect pour le droit qu'a tout homme de penser à sa manière.

Tel est le sentiment de justice, sens moral des psychologistes; isolé, il aurait peu d'influence, mais, soutenu des autres sentiments moraux et de l'intelligence qui l'éclaire, il relève l'existence humaine et vient aider l'homme à se diriger dans la conduite de sa vie. Cependant il a quelque chose de sévère, et il gagne à céder parfois quelque chose au sentiment dont nous allons maintenant parler.

### 7° *Bienveillance.*

C'est certainement à tort que ce sentiment avait été confondu avec le précédent par Gall, qui prétendait que la bienveillance était un degré d'action plus élevé dans le sentiment du juste et de l'injuste; et, en ce point, l'immortel fondateur de la phrénologie a été abandonné par tout le monde; il n'est pas un seul phrénologiste qui ne se soit rendu aux raisons de Spurzheim.

Le propre de ce sentiment, c'est de nous disposer à souffrir du mal d'autrui et y à porter remède; de créer en nous une sensibilité plus ou moins exquise, en vertu de laquelle nous compatissons au malheur, nous désirons d'en voir la fin, et nous contribuons à le soulager autant qu'il est en nous.

Voilà le bien, mais l'homme trop bienveillant se laisse quelquefois entraîner au-delà des bornes; sa bonté se change en bonhomie et souvent en faiblesse; jouet de toutes les impressions dont il est assailli, il n'est véritablement rien par lui-même; il pardonne toujours, il ne sait jamais punir et confond ainsi le bon avec le méchant, l'innocent avec le coupable; et la bienveillance insulte chez lui sans cesse au sentiment de justice. Il y a désordre alors, et ce désordre engendre le mal. Il faut savoir résister à ces impulsions de notre sensibilité, de notre bienveillance. Il n'est vraiment pas moral de favoriser la paresse et les vices par une aveugle charité; il ne faut faire le bien qu'à celui qui le mérite; alors il est beau de se dévouer au malheureux, et de le mettre en état de se suffire à lui-même, par le développement régulier de ses facultés. C'est alors l'esprit de justice qui vient en aide à la bienveillance pour en diriger l'emploi; mais la circonspection doit souvent aussi exercer sur elle son droit de contrôle. Faire le bien actuellement et au premier venu, aux dépens de l'avenir et des autres, souvent de ceux qui le méritent le mieux, c'est manquer non seulement à la justice, mais à l'intelligence, à la raison; c'est souvent se mettre dans le cas de ne pouvoir continuer un utile bienfait, c'est souvent se priver des moyens de faire plus tard de bonnes actions. La bienveillance ne doit pas s'exercer au détriment des autres facultés, et, dans son développement, elle est tenue de respecter celles-ci, dans la sphère de leur activité.

C'est ce même sentiment qui nous porte à la *philanthropie*. Cette vertu, dont nous n'avons pas ici à faire l'histoire, est plus répandue qu'on ne le croit communément; ceux qui vont presque jusqu'à en nier l'existence, n'arrivent à un tel paradoxe que parce qu'ils en font un être complexe, composé d'un grand nombre d'autres vertus. Pour eux, il n'y a de philanthrope que l'homme entièrement désintéressé, qui ne fait le bien ni par orgueil, ni par vanité, ni par ruse, ni par ostentation; qui se cache toujours pour accomplir ses bonnes œuvres et qui néglige entièrement le soin de sa fortune pour se consacrer aux pauvres. A ce portrait, on reconnaît sans doute un type de philanthropie, et le monde serait trop heureux si cette vertu ne se présentait que sous ces admirables traits et avec ce noble cortége; ou plutôt, il aurait trop souvent à souffrir de son absence, car l'imperfection est bien plus dans la nature humaine que la perfection; et la philanthropie, telle que nous la voyons tous les jours, n'est le plus souvent qu'une vertu incomplète. Prenons acte de ce fait, et, sans refuser tout mérite au philanthrope dont l'organisation pèchera par le défaut de quelques organes, aides naturels de la bienveillance, ne le plaçons pas non plus trop haut dans l'échelle de la moralité. Ainsi nous voyons la bienveillance se montrer sous mille aspects divers : l'acquisivité, l'estime de soi et l'amour-propre peuvent être extrêmement prononcés en même temps que la bienveillance; voilà des faits incontestables d'organisation, et les facultés qui y correspondent poussent à acquérir pour soi, à rechercher l'approbation et les honneurs, à s'élever au-dessus de la foule et en même temps à faire le bien. Que ce contraste ne vous étonne pas; n'a-t-on pas vu des voleurs employer leur gain illicite à soulager le malheur? De tels hommes, dit-on, n'ont réellement pas l'amour du bien, et tout ce qu'ils font n'est que ruse et calcul. Raisonnement faux : la ruse et le calcul peuvent exister avec le désir de faire le bien; ils viennent seulement se mêler à ce sentiment, et en modifient la manifestation; mais ils ne le détruisent pas, et l'homme, malgré ses défauts, malgré ses vices, éprouve encore le besoin de soulager son semblable. La bienveillance perce donc encore chez lui, et sa philanthropie n'est point de pure parade. C'est ainsi qu'il faut juger l'homme, non pas comme s'il devait être ou tout bien ou tout mal, mais comme un mélange de l'un et de l'autre, heureux de trouver un peu de bien quand il y a beaucoup de mal, et nous gardant soigneusement de nier l'un parce que l'autre existe.

D'ailleurs, ainsi que nous l'avons dit, trop de bienveillance nuit à l'esprit de justice et à d'autres facultés, et introduit le désordre dans notre gouvernement intérieur. Il en est de même de son défaut; c'est avec juste raison qu'il excite l'aversion et la haine, tandis que l'excès ne réveille que la commisération. L'indifférence, la sécheresse de cœur, l'insensibilité, la méchanceté même, en sont les résultats. Une telle organisation nous prive d'un des plus nobles priviléges de l'homme, celui de venir en aide à son semblable, et de ce bonheur de conscience qui nous donne tant de force et de courage et nous soutient si bien dans les circonstances difficiles. L'homme dépourvu de bienveillance pèche contre nos lois physiologiques, en privant les autres facultés de ce ton de douceur et d'aménité qui sert si puissamment leur activité et ajoute tant à leur influence; il fait plus, il nuit positivement à leur développement, en suscitant autour de lui autant d'ennemis qu'il aurait pu trouver d'amis. L'éducation phrénologique d'un tel être, homme ou enfant, devra s'attacher à prouver par des faits, le pouvoir et l'influence de la bonté, son autorité, ses heureux résultats, à montrer qu'elle est dans l'ordre et aussi utile à l'homme, aussi respectable que toute autre faculté; et, pour cela, il suffira de faire l'histoire de la bienveillance, d'après l'esquisse que nous venons d'en tracer, et toujours en s'adressant de préférence aux facultés les plus développées chez le sujet qu'il s'agira de former.

### 8° *Espérance.*

Les facultés dont nous parlé jusqu'à présent font vivre l'homme dans le présent; le retour des impressions reçues lui donne la mémoire du passé où il semble revivre; mais il ne borne pas là son activité et nous le voyons tous les jours s'élancer jusque dans l'avenir. Il s'y transporte animé par le sentiment d'espérance, et là il jouit d'avance du développement de ses facultés. C'est grâce à ce sentiment qu'il peut introduire quelque ordre, quelque enchaînement dans les actes de sa vie; car le présent, trop rapide, lui échappe au moment où il veut le saisir.

Voyez ce qui résulte de la privation de ce sentiment, et vous comprendrez à l'instant combien il était nécessaire à l'existence. Celui qui n'a point d'espérance, ne fait cas que du présent, n'estime la valeur des choses que d'après leur résultat immédiat; si ce résultat doit se faire attendre, il est presque nul à son avis. Aussi ne voit-on un tel homme concevoir aucun projet, se livrer à aucune spéculation, entreprendre aucun travail de longue haleine, méditer aucune de ces profondes conceptions qui, long-temps mûries, finissent par enfanter de ces grands résultats qui poussent l'humanité d'un pas en avant. Il y a plus même; c'est que n'ayant foi qu'au présent et n'y rencontrant souvent que misère et vanité, il s'en dégoûte, désespère de l'humanité, désespère de lui-même, et désire la fin de sa malheureuse existence, quand il ne va pas jusqu'à la provoquer par le suicide (1).

Par cet enchaînement de faits, par ce résultat dernier, la question est jugée du point de vue physiologique : l'espérance est nécessaire à l'exercice des fonctions de l'organisme, et l'économie souffre de son faible développement. On ne saurait trop ranimer la foi dans l'avenir chez celui qui ne sait pas la nourrir : c'est par progression qu'il faut l'amener de l'espérance du lendemain à celle du our suivant, de celle-là à une autre plus éloignée, jusqu'à ce qu'un calcul de probabilités vienne poser des bornes à cette propagation. Puis des exemples seront à votre disposition, l'histoire sera là pour confirmer vos instructions, et vous n'aurez

(1) Voyez p. 155.

qu'à choisir. Ce qu'il est alors important de remarquer, c'est que l'homme n'est trompé dans son espérance que lorsqu'il a négligé quelques uns des éléments sur lesquels elle se fonde.

Nous allons voir maintenant comment elle s'établit et s'étend bien au-delà des limites raisonnables chez ceux qui en ont la faculté prédominante. Le présent n'est rien pour eux, l'avenir est tout; mais cet avenir, c'est, par compensation avec l'actuel, le beau idéal, ce qu'il y a de plus complet, de plus grand, de plus admirable au monde. Ils se lancent donc dans cet océan d'avenir avec leurs projets enthousiastes; mais ce n'est pas sans conséquences, qu'ils compromettent ainsi l'activité de leurs facultés; ils sont aussitôt arrêtés, car ils n'avaient pas daigné mesurer l'importance des obstacles, et ils manquent ainsi presque toujours le but qu'ils voulaient atteindre.

Ce peu de mots suffit : ici encore l'organisation est imparfaite; elle pèche par excès, comme tout à l'heure elle péchait par défaut, puisqu'une faculté vagabonde va jusqu'à induire les autres en erreur et frapper de stérilité leur activité la plus énergique.

L'hygiène de ce mode d'organisation n'est pas chose facile à diriger : ou du moins c'est de bonne heure qu'il faut s'y prendre, et c'est au calcul, c'est à l'arithmétique qu'il faut ramener toutes les espérances exagérées. C'est ce calcul des probabilités, dira-t-on, qui a précisément perdu plus d'un homme à espérance trop forte, en le précipitant dans les chances du jeu et des loteries. Il est vrai que cette aveugle folie, cette malheureuse passion se rencontre surtout chez ces personnes; mais soyez sûr que, dans ces cas, le calcul n'est pas assez sévère, il n'embrasse pas assez d'élémens, il néglige une foule d'inconnus, et l'on ne saurait trop s'attacher à démontrer combien il est difficile s'il n'est pas impossible de saisir toutes les circonstances qui peuvent modifier les chances dans les jeux de hasard. D'ailleurs, l'intelligence et les sentiments moraux viendront en aide pour apprécier les déplorables suites de ces sortes d'excès, de cette confiance exclusive en une faculté aux dépens des autres, au mépris surtout de la circonspection qui ne manquerait pas d'interposer son *veto*, si on lui en avait laissé la liberté.

## 9° *Vénération.*

Il faut partir de l'impulsion primitive de cette faculté pour en comprendre les abus. Sa dénomination même peut nous donner une idée juste de sa qualité fondamentale, le penchant à respecter, à honorer.

L'homme n'est pas un Dieu; ses forces intellectuelles, comme ses forces physiques, ont des bornes qu'il ne peut dépasser; depuis qu'il a été déposé sur cette terre, l'histoire nous prouve qu'il n'a cessé de faire des efforts pour reculer les limites de sa puissance, et non sans succès. Evidemment il possède aujourd'hui des forces physiques au moyen desquelles il remue et bouleverse la nature inerte qui lui résistait jadis; d'un autre côté, par une observation attentive et éclairée, il est arrivé à comprendre l'enchaînement rigoureux de phénomènes qui lui paraissaient autrefois sans ordre et sans loi, et l'intelligence a enfanté ses admirables chefs-d'œuvre; mais de nos jours, comme aux premiers âges du monde, l'homme trouve encore dans la nature, des résistances qu'il ne peut vaincre; dans la sphère intellectuelle, des phénomènes qu'il ne peut comprendre, et partout son maître au-dessus de lui. C'est cela qu'il vénère.

Cependant, l'objet de sa vénération varie à l'infini; mais, quel qu'il soit, il faut toujours qu'il ait ou du moins qu'il semble avoir quelque chose de supérieur à nous, soit par des qualités physiques, soit par des qualités morales ou intellectuelles. Ainsi, d'un côté, tout ce qui est extrêmement grand, immensément volumineux; de l'autre, tout ce qui est remarquable par la durée, la puissance, l'intelligence ou la moralité, tout cela devient pour nous chose respectable. Des signes nous servent à désigner ces choses, et il arrive, dans certaines circonstances, que nous prenons le signe pour la chose signifiée et qu'il devient l'objet de notre vénération : là commence la *superstition.* Elle est fondée sur une erreur, non pas du sentiment de vénération, mais de l'intelligence à qui il appartenait de distinguer la chose du signe; c'est pourquoi les peuples les plus ignorants, comme les hommes pris en particulier, sont aussi les plus superstitieux; le fanatisme se rattache à la superstition dont il épouse l'erreur, mais il a besoin d'autres influences pour se manifester.

L'excès de vénération a l'inconvénient de trop multiplier les objets de son culte, et par conséquent de nuire à son autorité en la compromettant. L'homme trop vénérant voudrait que tous les hommes eussent autant de vénération que lui, et il fait tout ce qu'il faut pour les en détourner, en plaçant sa vénération sur des objets qui n'en sont vraiment pas dignes, qui souvent même méritent le plus profond mépris. Ainsi il manque son but ; s'il se corrigeait de son défaut, s'il mettait un frein à sa vénération, il ferait plus de prosélytes. Mais ce ne sont pas là tous les défauts de l'abus que nous signalons. Ou bien, en nous inspirant trop d'humilité vis-à-vis de l'objet de notre culte, il nous désarme quand nous aurions besoin de lutter; ou bien il nous pousse, en faveur de ce même objet, à une indignation qui, toute sainte que nous prétendions qu'elle soit, n'en conduit pas moins aux déplorables résultats de la colère, quand elle ne nous rend pas un instrument de crime. Il n'y a rien de plus féroce que le fanatisme ignorant, quand il croit venger sa divinité outragée.

Mais on le comprend déjà par ce que nous venons de dire, l'excès de vénération ne suffit pas pour amener de si fâcheuses conséquences ; il faut que d'autres circonstances se réunissent encore.

Quant au défaut de vénération, il nuit beaucoup à l'homme, beaucoup à la société. Ici, point de respect, point de déférence pour les autorités quelles qu'elles soient, pour les lois, pour les supériorités quelconques, pour la cause première de toutes choses. Ce sentiment de vénération est un frein imposé à l'activité de nos facultés qui nous portent à changer et à détruire; quand ce frein manque, il faut à l'homme une raison bien supérieure pour résister à cet entraînement; aussi, le plus souvent s'y abandonne-t-il sans réserve. Il tourne en ridicule tout ce qui est hommage; incapable d'éprouver le besoin du culte et de l'adoration, il ne le respecte pas chez les autres; il le blâme, le critique, et cherche à l'avilir; s'il en est le maître, et qu'il soit ignorant et cruel, il fait des martyrs, et s'efforce de détruire la foi hétérodoxe par le fer et le feu. Est-ce là ce que commande la loi physiologique? Ne veut-elle pas que nos semblables jouissent des mêmes prérogatives que nous ?

Mais l'homme privé de la faculté importante dont nous nous occupons ne nuit pas seulement aux autres, il se nuit aussi à lui-même. D'abord il se prive du sentiment de béatitude qui accompagne l'exercice de la vénération, de la paix profonde dont elle imprègne l'existence tout entière, et de ce calme précieux qui favorise l'accomplissement harmonieux de nos fonctions. En faisant naître en nous l'habitude de l'*incrédulité,* le défaut de vénération nous ôte le puissant levier des croyances et enlève à l'intelligence des matériaux précieux ; il est donc condamnable au même titre que l'excès de vénération qui, en nous disposant à croire trop facilement, nous entraîne à de graves erreurs, à de déplorables divagations.

La loi physiologique a besoin d'un développement modéré de cette faculté, pour suivre son cours régulier et accomplir la véritable mission de l'humanité. Il me semble que cette vérité est tout-à-fait de notre domaine. Nous ne voulons pas traiter encore ici la question du culte et des religions, bien que le sentiment religieux ait pour base incontestable la vénération ; mais outre le sentiment de l'espérance dont nous avons déjà parlé, celui du merveilleux a une telle part à la constitution de toute religion et l'intelligence y est elle-même tellement mise à contribution, que nous attendrons, pour aborder cette question, d'avoir fini l'exposition de toutes les facultés.

### 10. *Merveillosité.*

Nous avons vu d'où partait la vénération et jusqu'où allait ce sentiment, mais là ne se borne pas l'émotion que l'homme éprouve en présence de l'insurmontable et de l'incompréhensible. D'ailleurs, parmi ces sortes de choses, il en est qui sont plus ou moins extraordinaires, qui contrarient plus ou moins nos opinions, qui infirment plus ou moins nos connaissances positives: la merveillosité nous dispose à y croire.

A notre avis, les phrénologistes n'ont pas justifié l'existence de ce sentiment; rien ne nous paraît cependant plus facile. Lisez l'histoire et vous verrez que presque toutes les inventions récentes, toutes les découvertes nouvelles, ont excité l'incrédulité, l'opposition la plus vive, quelquefois la répression la plus barbare, quand elles produisaient des résultats inattendus: témoins les sorciers, les magiciens de tous les pays et de tous les temps, c'est-à-dire ceux qui tirent parti de quelques connaissances physiques, chimiques, astronomiques ou autres, pour faire preuve d'une puissance extraordinaire. La merveillosité sert à favoriser ces progrès, à faire admirer les merveilles de la nature, de l'art et de l'industrie ; elle seconde ainsi le travail de l'esprit humain et contribue au développement des facultés.

Je suis très sceptique en fait de magnétisme, et je déclare que je ne crois ni à la transposition des sens, ni à la translucidité, ni à la prévision de l'avenir ; mais je ne puis nier qu'il n'existe des faits magnétiques véritablement étonnants. Eh bien, la crânioscopie nous prouve que ceux chez qui l'organe de la merveillosité est extrêmement prononcé croient avec la plus grande facilité à toutes les merveilles du somnambulisme artificiel, et que ceux qui en sont dépourvus rejettent complétement tous les faits magnétiques avec le plus profond dédain. Pour les premiers, il y a un plaisir inexprimable à croire ce qui paraît incroyable à tous, à chercher ces sortes de faits, à s'en repaître, à en propager la croyance, à chercher à les reproduire ; chez eux il faut que l'observation des sens se taise, que la raison s'anéantisse ; ils éprouvent même une vive jouissance à confondre l'une et l'autre.

Il résulte de là que l'homme entraîné par ce penchant incoërcible admet sans examen tout ce qu'il y a de plus absurde, qu'il ne cherche pas à contrôler avec les lumières de son intelligence ce qui est réellement incroyable, puisque l'invraisemblance n'est jamais pour lui un motif de ne pas croire ; qu'il est par conséquent la dupe des habiles qui veulent exploiter sa crédulité enthousiaste, car rien n'inspire l'enthousiasme comme cette faculté. Aussi nous voyons que l'espèce humaine a été long-temps exploitée par des thaumaturges de tous les pays et de toutes les espèces ; à mesure qu'elle a fait des progrès, le nombre des miracles a été restreint, et ils sont devenus de plus en plus rares, de sorte qu'aujourd'hui leur vogue est passée, bien que les peuples et les provinces les moins avancés en civilisation y croient encore, et soient quelquefois les victimes de leur aveugle crédulité.

Lorsque nous rencontrons dans le monde de ces hommes ainsi organisés, nous les appelons des imposteurs. Ils peuvent l'être, mais ils ne le sont pas nécessairement ; et nous ferons observer que comme on abuse de toutes les facultés, l'homme peut abuser de celle-ci à son profit dans certains cas, et être en même temps charlatan et crédule ; mais le charlatan n'emploie que les moyens que la nature a mis à sa disposition, et s'il n'a pas le sentiment du merveilleux, soyez sûr qu'il n'aura pas recours aux miracles.

Le physiologiste reconnaît qu'il y a excès de merveillosité, lorsqu'il sait que la croyance aux choses les plus invraisemblables, aux plus impossibles, si je puis m'exprimer ainsi, s'établit sans scrupule de la part des facultés réflectives; et il condamne cet excès, puisqu'il induit en erreur et par suite à toutes les rêveries du mysticisme, à toutes les divagations des cultes les plus extravagants, et qu'il expose à toutes les duperies du charlatanisme. Par ces travers, il nuit évidemment aux autres facultés et demande à être réprimé. Comment arriver à cette fin?

En exerçant l'enfant, en excitant l'homme à soumettre ses croyances au contrôle des facultés perceptives et de la réflexion, contrôle qui consiste, non pas toujours et nécessairement à nier ce qui est invraisemblable, mais à le rejeter dans certains cas, et dans d'autres à échelonner des degrés de probabilité. C'est donc à l'intelligence qu'il appartient, non de détruire l'action d'un sentiment naturel, mais d'en régler l'application. D'ailleurs l'étude des sciences positives, physiques et mathématiques, est le correctif le plus efficace de la disposition que nous cherchons à combattre; mais il sera nécessaire d'insister principalement sur les descriptions minutieuses.

Jusqu'ici nous n'avons pas dit un mot de l'absence de la merveillosité. Elle nous jette dans une autre espèce d'erreur, en nous empêchant d'ajouter foi à tout ce qui sort du cercle habituel de nos croyances; elle circonscrit la sphère de notre vie en détournant notre attention de tout ce qui n'est pas de nature à frapper nos sens ou la faculté logique de notre esprit; elle dépouille notre imagination de cette poésie indéfinie qui nous transporte, elle prive nos affections de cet enthousiasme qui en exalte si haut les objets. Ainsi elle fait de nous des hommes trop positifs, trop matériels; elle rétrécit, elle refroidit, elle dessèche notre existence. Vis-à-vis du spectacle de la nature, cette organisation défectueuse nous laisse sans admiration; dans nos rapports avec nos semblables, elle nous ôte un des plus sûrs moyens de toucher les individus et de remuer les masses, et si nous cherchons à comprendre la marche de l'humanité, ses fluctuations, ses catastrophes, ses grandes fautes et ses grandes erreurs, elle se tait, ne sait que répondre et ne comprend pas, car elle n'a pas de quoi sympathiser avec un des mobiles les plus puissants de l'activité humaine.

Nous le répétons donc, et l'on sera certainement de notre avis, une telle organisation est défectueuse et notre devoir est de corriger ce défaut. C'est ce que nous ne pourrons pas obtenir si nous ne commençons par mettre hors de doute l'importance et l'utilité de la merveillosité. Il faudra faire comprendre ensuite, par des exemples, l'étendue de son empire, puis placer l'incrédule en face des merveilles de la nature, solliciter alors les émotions les plus vives, au nom des affections les plus fortes, et exciter ainsi la pensée à s'élever jusqu'à l'admiration, jusqu'à l'enthousiasme. Il y a des exemples de ces sortes de conversions habilement dirigées par des hommes qui avaient senti par instinct le fort et le faible de la nature de l'homme ; ce sont des prodiges qu'il doit être en notre pouvoir de renouveler souvent aujourd'hui.

### 11° *Idéalité.*

Les phrénologistes ont beaucoup disserté sur l'action primitive de l'idéalité : ce mot, d'heureuse invention, aurait pu les mettre mieux sur la voie qu'ils n'y ont été jusqu'ici. L'idéalité est cette faculté qui, s'appliquant à tout, cherche toujours l'idéal de toute chose, l'*idéal,* c'est-à-dire le type artificiel qui réunit les qualités les plus frappantes de l'objet. C'est une faculté aussi intellectuelle que morale ; elle s'exerce sur tous les sujets de l'activité humaine, mais beaucoup plus dans les choses d'affection, de sentiment et d'expression, que dans celles de description exacte et de calcul ; on la voit cependant encore s'introduire pour exciter l'enthousiasme et la passion, là où ne régnait que sécheresse et aridité. On ne la rencontrera guère dans les sciences mathématiques et descriptives, tandis qu'elle brillera de tout son éclat dans les beaux-arts, la littérature et les doctrines religieuses. S'il s'agit d'un objet matériel, l'idéalité lui donne non seulement les qualités qui nous frappent dans le moment, mais encore toutes celles qui peuvent s'y rattacher, de manière à en former un type; si ce même objet est susceptible de qualités intellectuelles et morales, l'idéalité s'empresse de les cumuler sur lui. Lorsqu'elle s'exerce sur une affection, sur un sentiment, sur une idée, elle remplit encore le même office, en groupant autour de son sujet un cortége de qualités qui en fassent réellement un type d'idée, de sentiment, d'affection. Du moins c'est là qu'elle tend, c'est-à-dire qu'elle nous aide à compléter nos idées de toutes choses, en suppléant à l'imperfection actuelle de nos impressions, par l'application des impressions passées; son rôle le plus brillant est de rattacher le physique au moral, et le moral au physique, non par l'observation et le raisonnement comme en physiologie, mais par le sentiment. Ce n'est pas à dire pour cela qu'elle ne se trompe pas quelquefois, souvent même en appliquant mal les impressions passées au cas actuel, en distribuant les qualités à tort et à travers.

Voyons donc comment notre faculté arrive à pécher par excès.

Ici la pente est si facile, le passage du vrai au faux si insensible, la différence entre le supposé et le réel si imperceptible enfin, que l'idéalité est une des causes les plus fréquentes de nos erreurs. Songez que, chargée de suppléer à ce que notre vue, notre conception ont d'imparfait dans le moment, à une seule impression elle en rattache mille autres ; combien ne risque-t-elle pas de s'égarer dans la rapidité de cette course ! Si elle n'est pas trop active, si elle n'emploie que des matériaux sûrs, bien ordonnés, si elle ne s'élève que sur une masse de connaissances positives et rigoureuses, elle sert merveilleusement notre intelligence et donne véritablement des ailes au génie ; mais pour peu que son développement soit disproportionné avec celui des facultés réceptives et réflectives, et qu'elle ne s'appuie que sur une éducation incomplète et des connaissances bornées, elle vole d'erreur en erreur, elle nous berce d'illusions, elle nous trompe sur la valeur réelle des choses ; elle nous expose par conséquent à des jugements faux, nous pousse à des actes extravagants, et nous fait passer pour des fous. Dans le fait, nous ne sommes point en mesure avec les réalités de ce monde, et si l'excès de vénération, d'espérance et de merveillosité se joint à celui de l'idéalité, nous avons le type des illuminés, sorte de gens qui dépassent les bornes de la croyance et se laissent dominer par les émotions exagérées de leur sensibilité. Une telle tendance poussée à ses dernières conséquences, conduit à ne considérer le monde réel que comme une apparence, à le placer par conséquent beaucoup au-dessous du monde de nos croyances, à le mépriser même et à le sacrifier au besoin à ce dernier, comme on échange une illusion pour la réalité. Pour rappeler à la raison, au simple bon sens, ces êtres égarés dans l'immensité du vide, il faut les ramener au point de départ, à l'enfance de l'homme, et montrer comment le développement de ses facultés l'élève peu à peu du matériel au moral, et comment les dernières venues d'entre ces facultés dans l'ordre de leur manifestation, ne peuvent pas avoir pour résultat l'annulation de celles qui ont paru les premières.

D'ailleurs celui dont l'idéalité prédomine ne réunit pas toujours les conditions précédentes, son éducation se fonde sur les mêmes principes que ceux que nous avons déjà développés ; ce qu'il importe avant tout de lui faire comprendre, c'est la sphère d'activité physiologique de cette faculté ; le mieux ensuite est d'attirer son attention sur les étonnants résultats des études positives et sur l'origine matérielle, organique, ou physiologique, des principes les plus abstraits, des lois les plus générales. Si vous parvenez à lui faire voir que l'observation la plus rigoureuse, les calculs les plus exacts donnent ce qu'il demandait à un autre monde, votre victoire est assurée.

Je viens de supposer l'application d'une idéalité exubérante à la philosophie, à la religion et aux sciences les plus relevées ; mais plus souvent encore on la voit se déployer sur les affections et les sentiments. Alors il est plus facile de convaincre d'erreur, mais il est plus difficile de ramener au bon sens, car ici ce sont les besoins les plus impérieux de l'organisme qui sont mis en jeu, eux dont l'habitude est d'entraîner précipitamment et d'enlever pour ainsi dire de vive force le consentement du moi. Ainsi, vous prouverez bien à tel poëte, à tel artiste, que son imagination le domine et le trompe sur la réalité; il reconnaîtra son erreur avec vous; mais l'instant d'après, sollicité par le besoin des émotions, il se livrera encore à l'entraînement de son idéalité. Il n'y a qu'une éducation complète et physiologique qui puisse lutter avantageusement contre de semblables aberrations.

Il n'est pas inutile de remarquer que l'économie animale souffre beaucoup de ce vice d'organisation; que le système nerveux devient irritable à l'excès; que, par suite, les fonctions organiques se troublent sous l'influence de la moindre impression, et que les maladies nerveuses et celles du cœur sont l'apanage de ces sortes de constitutions. Enfin, nous savons tous que les organisations poétiques et artistiques auxquelles nous faisons allusion ici, se livrent, par mépris de toute règle, par horreur de tout frein, à toute espèce d'excès, et ouvrent ainsi largement la porte à tous les maux.

Passons maintenant au défaut contraire.

Les originaux n'en manquent pas dans la société. Ce sont des personnes qui ne voient, en chaque chose, que le côté qui les frappe actuellement, qui conçoivent difficilement ou ne peuvent concevoir quelque chose de mieux ou de pire que ce qu'ils ont sous les yeux, quelque chose de plus beau ou de plus laid; qui, recevant des impressions, ne savent pas travailler sur elles, les modifier, les multiplier, les associer, les combiner et aller de ce qui est à ce qui pourrait être, à ce qui serait mieux, qui sont incapables de s'élever au type de quoi que ce soit, et restent terre à terre absorbées par l'actualité. Il est fâcheux pour l'homme de ne pouvoir se détacher ainsi des premières nécessités de la vie et de tout ce qui agit incessamment sur son organisme; il n'y a pas pour lui de désir de progrès et d'amélioration, point d'enthousiasme pour les beaux sentiments, pour les grandes idées, point d'attraction vers le monde de la pensée, et trop souvent alors l'égoïsme se montre à nu. L'homme peut cependant rester dans les limites du devoir et ne point forfaire à l'honneur : l'expérience le prouve; mais elle montre aussi, par une foule d'observations réunies, que les malfaiteurs et les criminels les plus pervers et les plus incorrigibles sont généralement dépourvus d'idéalité.

Il faut chercher à développer cette faculté par

les moyens que la physiologie nous indique. Il faut la rattacher aux affections, en y montrant quelque chose de supérieur à la satisfaction matérielle d'un besoin, en faisant le tableau des prodiges opérés par les passions nobles du beau, du bien, du grand. Voilà les mobiles qui agissent puissamment sur l'homme, qui électrisent les masses, qui accomplissent les révolutions devenues nécessaires. L'homme ne saurait se condamner de sang-froid à rester étranger à ce que la vie offre de plus enivrant, de plus sublime, et vous verrez son cœur s'émouvoir devant le tableau animé de l'empire de l'idéalité.

Quand ce sentiment est harmoniquement combiné avec ceux de l'espérance, de la vénération et de la merveillosité dans une organisation d'ailleurs complète, l'homme jouit du haut degré de son activité et de la plus grande somme de bonheur dont il soit susceptible. La loi physiologique est satisfaite.

Nous venons de parcourir tous les *besoins* que nous avons appelés *moraux*, c'est-à-dire tous les *sentiments* des phrénologistes, et l'on a pu voir, ainsi que nous l'avons fait entendre au commencement, qu'ils avaient cela de commun avec les *besoins instinctifs*, de déterminer en nous des émotions et de nous pousser à l'action spontanément, primitivement, par eux seuls, par leur impulsion aveugle, et indépendamment de l'intelligence qui leur est toujours nécessaire pour être bien dirigés; car c'est elle, elle seule qui connaît ce qui, dans la nature, est propre à satisfaire ces besoins. Nous verrons plus tard qu'elle a encore un autre rôle à remplir. Passons maintenant aux facultés intellectuelles.

---

## CHAPITRE III.

### HYGIÈNE DES FONCTIONS INTELLECTUELLES DU CERVEAU.

Les dernières facultés morales dont nous nous sommes occupé, nous ont mis sur a voie de celles dont nous avons maintenant à retracer l'histoire. Il est même difficile de priver d'intelligence quelques uns de ces sentiments, la merveillosité et l'idéalité, par exemple, car on ne peut nier qu'elles ne nous mettent en rapport avec le monde extérieur, ou du moins avec une certaine face de ce monde. Les facultés dont nous avons à parler nous font connaître les qualités physiques des corps, et nous fournissent les moyens de les reproduire dans certaines circonstances : ce sont les facultés perceptives, créatrices et d'expression; ou bien elles nous font faire des rapprochements et des comparaisons et remonter des effets aux causes jusqu'à la conception des principes, des lois et de la cause première; ce sont les facultés réflectives. Il n'entre pas dans notre plan de faire l'histoire particulière de chacune des facultés intellectuelles; nous en résumerons l'activité, nous arrêtant seulement sur les deux dernières, la comparaison et la causalité, pour montrer ce que c'est que la raison pour le physiologiste, d'où elle tire son autorité, et jusqu'où s'étend son empire.

Nous renvoyons aux traités de phrénologie, pour connaître l'action de ces facultés, nous bornant à rappeler les faits suivants. Les facultés 1° de la *configuration*, de l'*étendue*, de la *pesanteur*, du *coloris*, des *localités*, du *calcul*, de *l'ordre* et de l'*individualité*, nous enseignent quels sont les objets de ce monde extérieur qui frappent nos sens ou les impressions qu'ils font sur nous; 2° celles *de* l'*éventualité* et du *temps*, nous donnent idée de la succession des phénomènes; 3° celle des *tons* nous met en rapport avec les vibrations sonores; 4° celle de la *constructivité* nous apprend à reproduire par la matière, comme celles de la *mimique*, de la *gaieté* et du *langage* nous poussent à exprimer nos sensations et à communiquer à nos semblables notre vie intérieure d'instinct, de sentiment et de pensée.

On le voit, le mot *intelligence* appliqué à toutes ces facultés, n'a rien de bien rigoureux, car elles sont tantôt purement perceptives, tantôt uniquement créatrices, et tantôt en même temps perceptives et créatrices.

En définitive, le mécanisme de ces facultés intellectuelles est le même que celui des précédentes :

pour nous en convaincre, voyons comment naissent nos différentes facultés.

Nous recevons d'abord une impression qui modifie notre sensibilité : 1° si cette modification, qui n'est jamais spontanée, mais toujours consécutive à cette impression, consiste dans une excitation de certains viscères et nous pousse à certains actes qui ont pour but la satisfaction de nos premiers besoins, c'est de l'instinct ; 2° si c'est une émotion qui nous donne la conscience de notre vie intérieure et de la vie de ce qui nous entoure, c'est un sentiment ; 3° si c'est l'image d'un objet matériel, la perception ou l'expression de ses qualités physiques, c'est de l'intelligence. Voilà ce que nous enseigne l'observation impartiale et rigoureuse. Nous verrons tout à l'heure ce que c'est que la réflexion.

Nous nous sommes convaincu, par une foule de faits, que les besoins instinctifs et moraux contenus dans de justes bornes, conduisaient à l'accomplissement régulier des fonctions ; que lorsqu'ils péchaient par excès ou par défaut, l'organisme avait également à en souffrir, et que l'homme étant à tous les instants de la vie sollicité à l'action par ces besoins, était sans cesse entraîné tantôt au bien, tantôt au mal, suivant la prédominance de ces sollicitations. Quant aux besoins intellectuels, ils ont moins d'influence sur la vie morale de l'homme; il est évident que l'on peut être plus ou moins habile dans les arts, plus ou moins distingué dans les lettres, plus ou moins instruit dans les sciences, et présenter le même degré de moralité; nous n'examinerons donc point en détail les résultats du plus ou moins grand développement de chacune de ces facultés intellectuelles en particulier; mais nous insisterons sur l'action de quelques groupes d'entre elles.

Notons d'abord que leur développement est un signe d'équilibre dans l'organisme; leur activité occupant l'homme pendant une certaine portion de son existence, il n'est pas exclusivement abandonné aux précédentes. Si elles manquent, point de matériaux pour l'intelligence, point de dispositions pour les sciences, pour les lettres, ni pour les arts; d'où un vide dans l'esprit, une tendance à l'oisiveté et un entraînement aveugle à toutes les passions et surtout aux plus mauvaises, aux plus égoïstes, à celles qui donnent les plaisirs les plus grossiers, à celles qui ébranlent le plus la machine animale, qui épuisent le plus profondément et précipitent le plus vite vers la destruction finale. Voilà encore des faits : ils pullulent dans les prisons et les bagnes. C'est tout à la fois de la morale et de la physiologie. Lorsqu'au contraire les facultés dont nous parlons l'emportent par le développement sur les autres, c'est encore un mal, mais un mal moindre. L'homme est alors absorbé, soit par les conceptions de son imagination, soit par ses inspirations artistiques, soit par ses études positives, et il néglige et le soin de lui-même et quelquefois les principes de l'honneur et du devoir; il n'est vraiment qu'un instrument à talent plus ou moins éminent, mais il manque de valeur morale; et l'irrégularité de sa vie et le désordre de ses actions non seulement lui ôtent toute considération personnelle, mais encore nuisent au succès de ses entreprises, abrégent son existence, et empêchent l'accomplissement de sa destinée. Ce n'est point encore là un homme complet.

Maintenant le développement plus ou moins prononcé des facultés perceptives peut se trouver dans mille rapports différents avec les autres facultés, et il résultera de ces combinaisons mille caractères divers que l'on peut facilement se figurer et dont les exemples ne sont pas difficiles à rencontrer autour de nous. Remarquons encore que plusieurs de ces facultés impriment à l'individu un cachet particulier. Ainsi, par exemple, celles des localités, de la configuration, de l'étendue, de la pesanteur et de l'individualité, font les hommes de détail, positifs et habiles dans toutes les choses de description. Le calcul, l'ordre et le temps sont très favorables à la régularisation de la vie et font les hommes soigneux, méticuleux, à manies, souvent routiniers. L'éventualité, surtout quand elle est réunie à l'individualité, donne beaucoup de prise à l'éducation et rend facile l'amélioration de l'individu. Quant à la *mimique*, à la *gaieté* et au *langage*, ces facultés rendent l'homme très expressif, très empressé de parler, lui donnent le désir de se mettre en rapport avec ses semblables, de leur communiquer ses pensées et d'agir sur eux par le geste, la parole et le sarcasme. Le développement extrême de ces différents groupes de facultés, ou seulement d'une d'entre elles, suffit quelquefois pour produire un homme extraordinaire, un génie spécial; et alors on a de l'indulgence pour ses défauts, digne tolérance qui ne doit pas cependant nous faire oublier que l'homme, avant d'être poëte, artiste, savant, avant tout, est homme, et que plus il est éminent par quelque qualité particulière, plus il est de son devoir de mettre, par ses efforts continuels, par une éducation éclairée, ses autres qualités en harmonie avec celle dont la nature l'a si heureusement doué.

Quant à l'hygiène spéciale des différents genres d'organisation dont nous venons de parler, elle ne sera pas longue à exposer; car ce sont ici surtout les facultés réflectives qu'il faut faire agir, et nous n'en avons pas encore parlé. Cependant, appliquons encore ici nos principes. Si les facultés intellectuelles sont généralement déprimées, il y a un vice radical auquel il n'est guère possible de remédier autrement que par une surveillance continuelle et un entourage perpétuel de bons exemples; conditions qu'il est trop souvent impossible de remplir. Si ces facultés sont généralement prédominantes, il faut en tourner l'application vers les affections et les sentiments qui leur impriment cette vigueur qui étonne et les animent de cet enthousiasme qui opère des merveilles.

Si le défaut ne porte que sur quelques unes d'entre elles, le mal est moins grand et le remède plus facile, car elles se suppléent souvent pour ainsi dire l'une l'autre, et si la réflexion est forte, cette imperfection est la moins fâcheuse de toutes; l'homme peut souvent encore être donné pour modèle. Il en est de même s'il s'agit de la prédominance de quelque groupe ou de quelque faculté isolée; la société serait trop heureuse si elle n'avait pas d'autre reproche à adresser à ses membres; quant à nous, nous serions sûr d'être entendu et compris, et l'hygiène serait chose facile.

Mais il est temps que nous arrivions aux *facultés réflectives*, car tout ce que nous disons ici de l'intelligence est nécessairement incomplet, tant que ces facultés n'y sont pas comprises.

### *Comparaison. — Causalité.*

Comparer nos perceptions entre elles, leurs signes entre eux, leurs causes entre elles, et les perceptions avec leurs causes ou avec leurs signes, les signes avec les causes, telle est la fonction de la première de ces facultés. La seconde vient après, et, au lieu de se borner à la comparaison, va jusqu'à l'induction qui, en présence de deux faits, considère l'un comme cause et l'autre comme effet, c'est-à-dire celui-ci comme produit par le premier. Mais là ne se borne pas la causalité; lorsqu'elle arrive à un fait qu'elle ne peut plus rattacher à un fait antérieur comme effet, elle prononce encore qu'il y a une cause au-delà, et à défaut de perception à laquelle elle puisse rapporter la notion de cette cause, elle la renvoie aux sentiments, et la confie à la vénération. Ce sont ces facultés principalement qui constituent ce qu'on appelle la raison, ce sont elles qui servent le plus puissamment la morale en faisant comparer les bonnes avec les mauvaises actions, et remonter aux causes des unes et des autres. Celui qui sait que telle action est répréhensible et en quoi elle est répréhensible, qui sait la rapporter à son véritable mobile, celui-là est à moitié corrigé.

Mais avant de développer le rôle de la raison en morale, voyons comment les deux facultés dont nous traitons peuvent pécher par excès comme par défaut.

L'excès est le plus rare, et porte à l'organisme le moins de préjudice; cependant, s'il s'agit de la comparaison, vous avez des hommes qui ne parlent que par métaphores, qui n'emploient que les comparaisons, qui par conséquent manquent de rigueur logique, se fient à de fausses analogies et sont entraînés d'erreurs en erreurs et de fautes en fautes.

Si c'est la causalité qui l'emporte, comme elle n'est pas en rapport harmonique avec les facultés perceptives et avec des sentiments, elle induit toujours au-delà de la limite rationnelle; elle voit des effets et des causes là où il n'y a que des coïncidences, parce qu'elle conclut trop précipitamment, parce qu'elle n'attend pas, pour se fier à ses conclusions, que l'expérience ait prononcé sur elles.

Ce que je dis ici est-il de l'imaginaire, on n'est-ce pas le compte fidèle de ce qui se passe tous les jours sous nos yeux? Je ne fais ici que rapporter toutes ces circonstances de la vie humaine, à des causes physiologiques. Je ferai de même pour celles qui se rattachent au défaut de comparaison et de causalité, et je trouverai dans le monde une infinité d'exemples en preuve, car les organisations dont nous parlons ici abondent. Il en résulte une incapacité intellectuelle qui rend impossible tout esprit d'invention ; l'homme alors est réduit au triste rôle de copiste , il ne sait point ouvrir de débouchés à son activité , il ne ramène jamais sa pensée sur lui-même, reste étranger au monde de la réflexion et dissipe sa vie tout extérieure dans le tourbillon des impressions, des affections, des passions , ignorant ce qu'il est , ne sachant où il va, dépourvu enfin de cette haute raison qui rend l'homme maître de la terre, et surtout maître de lui-même.

C'est donc au nom de l'organisme que nous demanderons aux facultés de comparaison et de causalité leur puissant secours pour moraliser l'homme, c'est-à-dire pour développer régulièrement ses facultés , sans crainte d'erreur , suivant la direction la plus conforme à sa destinée. Ce sont elles, secondées cependant par les facultés perceptives et les sentiments, qui nous apprendront à connaître le cœur de l'homme, qui nous enseigneront quelles sont les circonstances de son organisation comme de l'extérieur qui le portent au bien, qui le poussent au mal; enfin , ce sont elles , c'est cette raison , qui nous donne la conception d'une loi de l'activité humaine, loi morale, loi physiologique.

# TROISIÈME PARTIE.

## DE LA LOI MORALE ET DE L'ÉDUCATION.

Notre tâche devient de plus en plus difficile, car ici nous n'avons point d'antécédents. Il y a longtemps que l'on a dit qu'il fallait puiser dans la physiologie les principes qui doivent diriger l'homme dans sa conduite (1). Il n'y a pas longtemps que l'on a proclamé qu'à la phrénologie il appartenait d'opérer cette grande révolution, et cependant il reste à montrer, au milieu de tous les faits moraux, une loi qui leur soit commune à tous, qui les résume tous et s'impose à tous, comme une nécessité physiologique. Il manque à notre époque une *hygiène morale*.

Ce n'est pas tout, en effet, d'explorer savamment le terrain de l'intelligence humaine, de lever le voile de l'origine de nos connaissances et de

(1) Il est de notre devoir de rappeler ici le *Cours d'éducation positive* du colonel Raucourt, qui prend son point de départ dans des notions anatomiques et physiologiques, et qui, par là, mérite notre attention sérieuse et nos encouragements. La seule critique que nous ayons à lui adresser, c'est d'avoir demandé à une physiologie trop vieille, ce que la phrénologie seule pouvait lui donner.

rattacher les passions à l'organisation et à ses modificateurs; ce tableau, vif, animé, poétique et réel tout à la fois de l'activité de l'organisme, nous instruit, nous éclaire, mais ne nous suffit pas. Plus il est beau, plus il est vrai, et plus aussi il appelle pour complément un criterium pour juger, une règle pour nous conduire.

Tout besoin physiologique, avons-nous dit, par cela seul qu'il existe, a droit d'exister et par conséquent d'être satisfait. Or, l'expérience la plus vulgaire nous prouve que toutes les erreurs, toutes les fautes dont l'homme a tous les jours à se repentir, se rattachent à l'exercice d'une faculté; que les plus grands écarts, les crimes les plus exécrables ne sont que le produit de cette activité qui cherchait, en assouvissant une passion, à satisfaire un besoin. La physiologie, en proclamant que tout besoin de l'organisme doit être satisfait, justifie-t-elle de tels actes, contre la conscience universelle du genre humain? ou trouve-t-elle, sans sortir de sa sphère, une loi qui les condamne et une règle pour diriger cette activité?

C'est ici que les législateurs des nations ont, dès la plus haute antiquité, appelé les religions à leur secours. Voyons donc quelle est l'autorité des religions, du point de vue physiologique.

Toute *religion* se base sur le sentiment religieux qui a sa source dans la vénération; elle se sert du culte pour agir sur les masses et les individus, et promet une vie future, récompense du juste et punition du méchant. A la vénération se rattache le sentiment religieux, à la merveillosité le culte, à l'espérance la vie de l'autre monde; n'oublions pas que chacune de ces facultés peut s'appliquer à d'autres objets, et voyons comment les applications dont nous nous occupons maintenant se justifient aux yeux de la physiologie.

Et d'abord, leur point de départ est tout organique; la vénération est le produit de cette faculté qui nous donne le sentiment de ce qui est supérieur à nos forces et à notre intelligence, et quoi de plus supérieur, si je puis ainsi dire, que la cause première de toute chose, de nous-même et de l'univers, que le créateur de la nature entière? La vénération s'étend donc sur lui, comme sur son objet par excellence; mais, entendons-nous bien, elle en donne à l'homme le sentiment, *rien que le sentiment, non pas l'idée* (1). Si l'homme veut aller au-delà de ce sentiment et se faire une idée de Dieu, il faut qu'il s'adresse à l'intelligence, et c'est ici que commence l'anthropomorphisme des religions; c'est ici qu'elles commencent à douer leur Dieu des qualités de l'homme. Alors il y a plus que du sentiment religieux, il y a toute

(1) Voyez le *Cours de phrénologie* de M. Broussais.

une mythologie, ou toute une doctrine philosophique. Nous verrons plus tard comment l'intelligence peut rattacher des *idées* au *sentiment* religieux; pour le moment nous constatons l'existence physiologique de ce dernier.

Après lui, et comme pour le consacrer, arrive le culte, nouvel accomplissement d'un besoin physiologique, celui de la merveillosité. Le culte, en effet, c'est un hommage d'admiration adressé à l'objet vénéré, c'est l'expression de la croyance à ce quelque chose de supérieur et d'incompréhensible. Ce n'est pas, fondamentalement, telle pratique plutôt que telle autre, c'est une pratique quelconque inspirée en particulier à chaque individu ou sympathiquement aux masses par la spontanéité de ce sentiment; ce n'est pas surtout l'adoration du signe à la place de la chose signifiée. Tant que le culte n'est que l'expression pure et spontanée du sentiment d'admiration pour la cause première, il est avoué par le physiologiste; mais dès qu'il prend son image matérielle pour la cause elle-même, dès qu'il devient un artifice de l'homme pour commander à son semblable, il manque à sa mission, il devient sacrilége, il est répudié par la physiologie.

Quant aux croyances à la vie future, leur fondement est dans ce sentiment de l'espérance que ce qui est maintenant sera encore demain, peut-être tel qu'aujourd'hui, peut-être revêtu d'une autre forme par une destruction apparente ; mais, comme pour la vénération, ce n'est ici qu'un *sentiment*, ce n'est pas une *idée* ; et lorsque l'imagination nous représente un paradis ou un enfer, quels qu'ils soient, elle emprunte à l'intelligence ses images, et s'étend par conséquent au-delà de la sphère du sentiment physiologique de l'espérance. Il resterait à rechercher jusqu'à quel point cette addition peut se justifier; mais ici, nous prenons acte de ce fait que la croyance à une vie future, tant qu'elle se borne au *sentiment* de l'existence survivant à la destruction, est un fait tout physiologique, n'est que le résultat de l'exercice d'une faculté organique ; tandis que l'*idée* de cette vie est quelque chose de complexe et a besoin d'être débrouillée par une sévère analyse de l'intelligence. Telle est l'origine de la question religieuse dans le domaine physiologique ; réduite à toute sa simplicité et dégagée de tout ce qui la complique, c'est primitivement, fondamentalement, une question de sentiment; elle a sa raison dans la constitution de l'homme, et n'a besoin que d'être éclairée par l'intelligence, seul chef légitime de l'activité humaine.

Eh bien ! quel est le rôle de l'intelligence, c'est-à-dire des facultés perceptives et réflectives, dans la question religieuse ? C'est le même qu'en toute autre question : par les facultés perceptives, l'intelligence nous fait connaître les objets du monde externe dont l'impression excite en nous le sentiment de la vénération, de la merveillosité et de l'espérance ; c'est-à-dire le sentiment religieux, le culte et la foi en une autre vie ; par les facultés réflectives, elle nous apprend à rattacher tous les phénomènes de la nature à leur cause première. Telles sont les conditions auxquelles la physiologie soumet toute religion, pour en reconnaître l'autorité. En définitive, elle en vérifie l'origine et impose à son extension certaines lois qu'elle trouve dans la constitution même de l'homme.

S'il en est ainsi (et l'organisme veut qu'il n'en soit pas autrement) une religion peut être bonne, peut être utile, peut être approuvée par la physiologie, quand elle réunit les conditions que nous venons de reconnaître ; nous voilà donc renvoyés à la physiologie pour connaître la loi de l'activité humaine.

On peut déjà présumer ce qu'elle doit être par ce que nous avons exposé sur la direction ou l'éducation des facultés en particulier. Ce que nous avons dit de chacune d'elles, peut et doit s'appliquer à leur ensemble. Si toutes ont également le droit de se développer, aucune n'est autorisée à en étouffer une autre, chacune est appelée à défendre son empire; et l'harmonie doit résulter de ce développement de chacune et de toutes. Si l'organisation de l'homme était parfaite, c'est-à-dire si toutes les parties en étaient bien proportionnées, la direction de cette activité serait facile, et la loi physiologique ou morale serait la constitution même de chaque individu. Mais il n'en est pas ainsi ; les organisations des hommes diffèrent infiniment les unes des autres; dans chaque homme les différentes parties de l'organisation sont très inégalement développées, et partant les différentes facultés sont fort inégalement distribuées à chacun. Ce sont là des faits d'observation bien antérieurs à la phrénologie, mais que la phrénologie seule a expliqués d'une manière satisfaisante ; les caractères varient à l'infini, comme les talents, les penchants, les bonnes qualités et les défauts. L'homme ne saurait donc trouver en lui seul la loi de son activité, et il est encore moins autorisé à imposer aux autres celle qu'il aurait cru saisir dans son sentiment intime. Pour se convaincre de cette vérité, si sa conscience ne lui suffit pas, qu'il interroge son organisation, et il verra de suite que le développement de son cerveau pèche en quelque endroit, soit par excès, soit par défaut. Voilà de quoi diminuer son orgueil et le disposer à recevoir des conseils; voilà en même temps une réponse aux philosophes qui prétendent tirer leur loi morale des phénomènes de conscience, de la révélation de leur moi (1).

Que l'homme, au lieu de s'aveugler ainsi sur son propre mérite, étudie ses semblables, leurs organisations et leurs actes, autour de lui et dans l'histoire, et qu'il apprenne à lire dans ces tableaux. à y reconnaître toutes les facultés de l'homme, même celles qui lui manquent, et les organes auxquels elles se rattachent. Qu'il s'exerce à apprécier l'excès comme le défaut de chaque faculté, à saisir son développement au moment où il devient irrégulier, où il dévie de la route primitive, où il dépasse les limites et se change en abus; qu'il rapporte à chacun de ces modes d'activité le mode d'organisation qui y correspond. Alors, mais seulement alors, il connaîtra l'homme, il comprendra sa loi physiologique ou morale; et cette loi sera acceptée par tous les hommes, car elle ne sera pas un fait particulier, mais le résultat fourni par l'observation de tous les faits connus, résultat humain et physiologique.

Cette loi, je l'ai déjà dit, c'est l'*harmonie des fonctions*.

Que l'homme obéisse donc aux impulsions de l'organisme, qu'il satisfasse ses besoins, qu'il dé-

(1) Voyez le *Cours de phrénologie* de M. Broussais.

veloppe ses facultés, mais qu'il n'en sacrifie aucune; enfin qu'il limite le développement de chaque faculté par celui des autres facultés. C'est donc avec raison que le physiologiste dit à l'homme : développe *toutes* tes facultés ; *toutes*, disons-nous, et non pas une ou plusieurs seulement ; *toutes*, afin que chacune ait la part qui lui revient, afin que les instincts n'oppriment point les sentiments, ni ceux-ci l'intelligence, ni cette dernière les sentiments ou les instincts.

Voilà un principe ; et je le proclame hautement, parce qu'il est l'expression d'un grand fait, parce qu'il a pour lui l'autorité de l'histoire et celle de l'organisation, parce qu'il est positif, simple, intelligible, large et fécond, parce qu'il me frappe comme la plus éclatante de toutes les vérités.

On voit combien ce principe est loin de l'égoïsme, puisque, parmi les facultés dont il dérive, il y en a un grand nombre qui sont infiniment au-dessus de cette sphère instinctive.

Peut-il se concilier avec la morale du dévouement ? Est-ce au nom d'une faculté organique, que l'on pourra prêcher à l'homme le sacrifice de cet organisme-là même ?

Toute faculté de l'homme, quelle qu'elle soit, depuis la plus inférieure jusqu'à la plus relevée, tend à détruire l'organisation et conduit à cette destruction, quand on se livre à son développement exclusif. Si le besoin auquel on a satisfait aux dépens des autres, est de bas étage, s'il est instinctif, s'il s'agit par exemple de celui de la nutrition ou de la génération; si l'homme succombe à la gourmandise ou à la débauche, ce sacrifice de la vie à une jouissance purement sensuelle a quelque chose d'ignominieux, et la flétrissure s'en empare. Si le besoin dominateur, cause de la destruction, est plus haut placé dans l'échelle des facultés humaines, l'homme est plus excusable de s'y être laissé entraîner. Mais lorsque nous n'avons cédé qu'à l'exigence d'une faculté supérieure, de l'affection, de la bienveillance, de la justice, etc., ce sacrifice de la vie est alors un noble dévouement. Dans tous les cas, nous avons obéi à une impulsion énergique de notre organisation; mais dans le premier, nous avons fait preuve d'instinct aveugle et d'animalité; dans le dernier, nous nous sommes montré, au suprême degré, être moral et intelligent.

Supposez l'harmonie parfaite en nous et hors de nous, et il n'y a pas lieu à dévouement; mais dans l'état d'imperfection où est actuellement la société, où se trouve l'univers entier, le dévouement est quelquefois la seule voie ouverte à l'homme qui ne veut pas trahir ses plus nobles facultés. Quand l'homme en est réduit à la nécessité, pour conserver sa vie, de manquer à quelques uns de ces besoins moraux que nous avons exposés, il en appelle à toutes ses facultés, et dans ce cas, comme dans tout autre, il ne doit rien faire qui soit condamnable aux yeux de sa raison et de sa conscience; il doit obéir aux injonctions de ce qu'il y a en lui de plus éclairé et de plus moral, et s'il faut un sacrifice, que ce sacrifice soit accompli.

Tels sont nos principes; ils sont faciles à comprendre, mais combien ne sont-ils pas difficiles à réaliser dans l'application? C'est ici que notre science, tout à l'heure si fière, avoue les difficultés de sa marche à travers d'innombrables obstacles, produits de la diversité même des organisations humaines et de l'irrégularité dans l'action de leurs modificateurs. Proclamez cette loi physiologique et morale de l'harmonie des fonctions, et vous serez diversement entendu de ceux auxquels vous vous adresserez; mais vous serez entendu de tous, à moins que vous n'ayez affaire à une organisation tellement incomplète que l'idiotisme n'en soit le résultat forcé. Il suffit pour cela que la tête ait moins de 18 pouces de circonférence. La justice humaine absout l'idiot. A moins encore que le cerveau ne soit malade; car nous savons que les altérations de cet organe entraînent l'aliénation mentale, et des recherches intéressantes (M. Etoc-Demazy, 1833) nous ont appris que l'œdème ou infiltration du cerveau cause la stupidité chez les aliénés et probablement chez tous les hommes.

Hors de ces conditions, tout homme est capable de comprendre notre loi physiologique. L'important est de bien saisir le caractère de chaque organisation, pour y adapter le mode d'enseignement le plus favorable.

Tirons encore nos principes de l'observation des faits.

Elle nous prouve que, dans le cerveau humain, les masses consacrées aux instincts, aux penchants, aux besoins les plus nécessaires à l'existence, ont un énorme volume et l'emportent de beaucoup sur les autres ; que celles consacrées à l'intelligence matérielle ou intuitive viennent ensuite avec celles propres aux sentiments plus excentriques ; tandis que celles auxquelles tient l'intelligence supérieure ou la réflexion ne présentent qu'un très petit volume. En confirmation de ce grand fait général, viennent les faits particuliers, qui nous montrent que, dans l'irrégulière distribution de ces différentes masses aux différents individus, ce qu'on voit prédominer sur l'immense majorité, même au-delà des proportions que nous venons d'établir, ce sont les masses instinctives et intellectuelles inférieures; que chez un nombre encore assez grand d'individus, les sentiments ont une certaine prépondérance, mais qu'un très petit nombre d'élus seulement jouissent d'un grand développement des organes d'une haute raison. De ces faits incontestables, il découle, comme conséquence rigoureuse que, parmi les hommes, les masses obéiront aux impulsions instinctives, un certain nombre seulement aux masses intellectuelles et morales, et très peu à la raison supérieure, et que par conséquent l'enseignement moral, pour être vraiment utile, doit s'adresser encore plus aux instincts, aux affections, aux sentiments qu'à la raison, ou plutôt qu'il ne doit arriver à celle-ci que par ces intermédiaires obligés et par les connaissances positives.

En d'autres termes, si vous voulez moraliser l'homme, donnez-lui d'abord la connaissance de la nature et des objets qui le frappent et apprenez-lui à les adapter à son service; puis montrez-lui le véritable but de ses besoins, de ses affections et de ses sentiments, le mal qui résulte toujours de leur direction vicieuse, le bien qui suit infailliblement leur développement harmonique. C'est alors seulement que vous vous efforcerez de l'élever jusqu'aux plus hautes conceptions de l'intelligence; mais ne vous attendez pas à être compris jusque là par la foule. Les masses sentent mieux qu'elles ne comprennent, et de bonnes habitudes sont de plus sûrs garants de moralité chez elles que les plus sublimes principes. L'homme en effet, et cela est une conséquence inévitable de son organisation, est entraîné à l'action beaucoup plus par ce qu'il y a en lui d'instinctif et d'aveugle, que par ce qui s'y trouve d'intellectuel et d'éclairé, et son intelligence entre pour beaucoup moins qu'on ne pense dans ses bonnes comme dans ses mauvaises actions. Quand il fait mal, c'est généralement beaucoup plus par ignorance, par entraînement irréfléchi ou par emportement passionné, que de propos délibéré et avec connaissance de cause ; il est, sans s'en douter, la première victime d'une mauvaise tendance ou d'une influence fâcheuse, (car ce que l'homme ignore le plus, ce sont ses penchants, ses qualités et ses défauts, ses vertus et ses vices, c'est-à-dire son organisation.) Faites-lui connaître cette organisation avec les fonctions qui s'y rattachent, ainsi que les causes qui le poussent à l'action, et vous aurez fait un grand pas vers son amélioration morale; car la première condition pour que l'homme se corrige, c'est d'avoir acquis la conviction non seulement qu'il a mal fait, mais qu'il était disposé à mal faire et que telles circonstances l'ont poussé à telle détermination. Alors il lui reste à lutter contre une disposition connue, incontestable, que tous les sophismes de l'amour-propre ne sauraient infirmer, et contre des modificateurs dont il peut braver les uns et écarter les autres.

Mais il ne faut pas en rester là; il faut diriger

l'homme dans cette guerre qu'il va faire à ses penchants et à leurs stimulants propres : c'est ce que nous entendons par son *éducation*. Son succès est fondé sur ce grand fait physiologique que l'activité de l'homme est en rapport, non seulement avec son organisation, mais aussi avec les modificateurs de cette organisation. A force de se développer dans nos organes, notre activité finit par en augmenter le volume; mais elle produit de grands résultats long-temps avant que cet effet matériel arrive où du moins soit sensible à nos yeux.

Vous connaissez l'influence du monde extérieur sur l'homme, celle des circonstances au milieu desquelles il vit; vous savez, par les faits nombreux de statistique que nous avons cités, qu'*il est autant le produit de son atmosphère physique et morale que de son organisation* (Villermé); faites agir ces influences de manière à ce que, s'adressant aux facultés dominantes, elles en tournent le développement vers le but que vous voulez atteindre. Nous avons donné assez d'exemples de cette utile tactique pour nous dispenser d'en citer ici de nouveaux. C'est par elle que vous obtiendrez de l'homme, pour ainsi dire, tout ce que vous voudrez. Combien d'hommes ne rappellerez-vous pas à la vertu, au nom de l'amour des enfants! combien d'autres au nom de l'amour-propre, au nom de l'estime de soi, au nom de la bienfaisance, au nom de la vénération ! Toutes les facultés sont bonnes, utiles, indispensables ; quelles que soient celles qui prédominent, servez-vous-en comme du levier le plus puissant, pour obtenir la plus grande somme de résultats possibles.

Ce que je dis ici en termes physiologiques, ce que je donne comme l'expression dernière d'une science positive, est d'accord avec ce que de tout temps on s'est efforcé de faire, quand on a voulu agir sur l'homme pour former son moral : témoins les nombreux ouvrages des moralistes ; seulement, à leurs principes plus ou moins abstraits, plus ou moins arbitraires, je substitue une *loi physiologique*, et par là je mets un terme à toutes les divagations, à toutes les incrédulités, à toutes les contradictions.

Vous voyez jusqu'où va la physiologie : elle embrasse la théorie des instincts, des affections, des passions, des sentiments moraux, et comprend l'idéologie et même la métaphysique, ou plutôt elle donne à ces branches de nos connaissances des bases solides et en fait des sciences naturelles, c'est-à-dire des sciences qui, comme l'astronomie, la physique, etc., observent des faits sensibles, notent leur succession régulière au milieu d'irrégularités apparentes, et déduisent de cette génération de causes et d'effets les conditions de leur manifestation et la loi de leur existence.

Tel est l'œuvre que nous avons tâché d'accomplir pour les phénomènes du moral de l'homme. En traçant leur histoire physiologique, nous pensons avoir trouvé les conditions de leur manifestation et la loi de leur existence.

C'est cette loi que nous imposons à l'homme au nom de son organisation dont elle est l'expression dernière, comme supérieure à chaque individu, puisqu'elle résulte de l'observation de tous.

Quant à la question du libre arbitre, elle se trouve résolue par les faits précédents. Le libre arbitre n'est point quelque chose d'absolu ; l'enfant dans le sein de sa mère, l'apoplectique, le frénétique, l'endormi, l'idiot n'ont point de libre arbitre; plus l'homme s'éloigne de l'idiot par le développement de son cerveau, plus son intelligence augmente, plus ses sentiments se perfectionnent, plus sa volonté est éclairée, et plus aussi son libre arbitre est puissant ; de sorte que le plus haut degré de ce dernier suppose le développement le plus complet des organes et des facultés. Développez donc les facultés de l'homme, si vous voulez qu'il soit libre et qu'il fasse le bien par une volonté ferme et éclairée.

En résumé :

1° L'homme est doué d'une organisation qui entre en action sous l'influence d'une infinité d'agents qui font impression sur elle, et que l'on appelle ses modificateurs ;

2° Pour le connaître à fond, il faut connaître 1° cette organisation ; 2° le mode d'action de ses modificateurs ;

3° Du rapport de l'organisation avec ses modificateurs résultent des besoins qui ont été divisés, d'après leur but, en instinctifs, moraux et intellectuels ;

4° De même que tous les hommes ont le même nombre d'organes, ils ont le même nombre de besoins primordiaux ; mais ces derniers diffèrent dans leurs manifestations comme les organisations chez les différents hommes ;

5° Chez les hommes, tels qu'ils se présentent à nous, prédominent tantôt les besoins instinctifs, tantôt les moraux, tantôt les intellectuels ; tantôt un ou plusieurs de l'une de ces trois catégories ; et ces prédominances se retrouvent dans les traits de l'organisation ;

6° On ne voit pas plus d'organisation parfaite que d'homme parfait ;

7° Parmi les besoins de l'homme, les uns lui sont communs avec les animaux les plus inférieurs, d'autres avec les animaux supérieurs, et d'autres enfin lui sont propres;

8° Plus l'homme cède à des facultés relevées, plus il se relève lui-même, plus il est homme; au contraire, plus il obéit à des facultés inférieures, plus il s'abaisse, plus il est animal;

9° La loi d'activité de ces facultés n'est que l'expression résumée de leur histoire naturelle.

10° Toutes les facultés, par cela seul qu'elles existent, ont droit d'exister, et par conséquent de se développer; l'homme est donc appelé, par son organisation même, à satisfaire tous ses besoins;

11° Le droit de chaque faculté est de se développer, et de là dérive tout droit; le devoir de chaque faculté est de respecter le développement des autres, et de là dérive tout devoir.

12° Aucune faculté n'a droit de dominer et d'anéantir les autres; mais les facultés intellectuelles sont chargées d'éclairer les instinctives et les morales qui ne savent pas choisir;

13° La seule limite légitime au développement d'une faculté est l'existence des autres facultés;

14° De ce devoir, pour chaque faculté, de respecter les autres, résulte *la loi de l'harmonie des fonctions*;

15° Lorsque, par suite d'une circonstance quelconque, l'homme ne peut pas développer également toutes ses facultés, il ne doit point céder à une seule aux dépens des autres ; mais il doit les consulter toutes, et il sera d'autant plus moral qu'il aura obéi à des facultés plus relevées ;

16° L'éducation ou l'hygiène morale de l'homme est l'art de diriger l'action des modificateurs de l'organisation, de manière 1° à développer les facultés, et par conséquent les organes qui pèchent par défaut ; 2° à affaiblir les organes et les facultés qui pèchent par l'excès contraire ;

17° Cette éducation a pour résultat dernier :

*Le plus grand développement possible de l'activité humaine suivant toutes les directions qu'il lui est donné de parcourir.*



FIN.

# TABLE ANALYTIQUE

## DES MATIÈRES.

But et enseignement de l'hygiène, I-XXXII.
Circonstances de la publication de cet ouvrage, 1.

INTRODUCTION.

Ce que c'est que le *physiologisme.* La loi morale est écrite dans l'organisation, 3.— Besoins physiologiques de l'homme, 5-6.— Point de vue physiologique de l'activité humaine; il conduit à la tolérance, à la réforme de soi-même, à la sagesse, 6-8.

PREMIÈRE PARTIE.

DE L'HYGIÈNE MORALE EN GÉNÉRAL.

*Faits généraux.*

Définition de l'*hygiène morale,* 9.— Morale jusqu'à présent dérivée de la révélation, de la raison ou de l'égoïsme; critique de ces trois origines; nous la déduisons de l'observation de l'organisation, comme on déduit les lois de la physique et de l'astronomie de l'observation des phénomènes de la nature, 9-16.— Toute loi a pris naissance dans le fait, preuves; la loi morale de l'homme doit ressortir du fait de son organisation, 16-20. — Avant la science, l'homme place Dieu partout; peu à peu l'observation des faits vient remplacer cette explication prématurée des phénomènes, 20-22. — Étude des circonstances qui font que l'homme est tantôt moral et tantôt immoral; statistique à ce sujet, 22-29. — L'histoire naturelle de l'homme nous prouve que rien n'est arbitraire dans l'organisation, que rien ne doit l'être dans les fonctions, 29.— Besoins de l'homme relatifs à l'entretien de la vie; besoins d'affection, d'intelligence, de moralité, de réflexion; leur comparaison avec les besoins des animaux; par quels besoins l'homme s'élève au-dessus de ceux-ci. L'homme doit satisfaire à tous ses besoins; cas où il est obligé d'en sacrifier un ou plusieurs, ou la vie même. Aucun besoin n'a droit de dominer les autres et de les anéantir, mais il y en a qui sont éclairés et dont la mission est de diriger ceux qui sont aveugles. De là dérive la loi morale, qui est une loi physiologique, 30-45. — Il faut étudier l'homme, non comme un être isolé et indépendant, mais comme vivant toujours et nécessairement en rapport avec ses modificateurs. L'éducation est d'autant plus efficace, que l'organisation est plus développée; celle-ci se développe par l'exercice; sa connaissance fournit des principes sûrs pour l'éducation, 46-55.

Nous ignorons le nombre précis des besoins; la phrénologie nous en a fait connaître un grand nombre. Ce que nous entendons par *facultés*. La science, dans son état actuel, et malgré son état d'imperfection, nous fournit déjà des données utiles, et nous conduit à des principes, 55-59.

## DEUXIÈME PARTIE.

### DE L'HYGIÈNE MORALE EN PARTICULIER.

*Hygiène des besoins physiologiques.*

Besoins instinctifs, moraux et intellectuels, 61-62.

CHAPITRE I. *Fonctions instinctives du cerveau.*

A. *Instincts proprement dits*, 63. — Besoins: 1° de *respiration*, 64. — 2° D'*alimentation*. Il varie suivant les climats, les saisons, les individus; ce qui arrive quand il n'est pas satisfait, quand il l'est avec excès; de la *gourmandise* et de l'*ivrognerie*, 65-73. — Hygiène de ce besoin; sociétés de tempérance, institut de la morale universelle, régime végétal, jeûnes. Règle, 73-76. — 3° D'*exonération*. Règle, 76. — 4° De *calorique*. Influence du froid sur les enfants, recherches statistiques qui prouvent qu'ils y sont plus sensibles que les adolescents et les adultes, précautions hygiéniques, 77-81. — 5° De *mouvement*. Est nécessaire; ses abus, abus de l'inertie, 81-83.

B. *Penchants*. Ce qu'ils sont, 93.

1. *Combativité*. Son usage; utilité du *courage* dans l'état de santé et de maladie, 84-86. — Défaut de combativité; influence fâcheuse de la *peur*, de la *poltronnerie*, de la *pusillanimité*, sur le moral et le physique; comment il faut en corriger. Les boissons stimulantes ne donnent pas le courage, 86-88. — Excès de combativité; *penchant* à l'*attaque*, à la *rixe*, aux

*querelles;* ses conséquences pour l'organisation, 88. — Hygiène de la combativité; la phrénologie l'aide puissamment, 88-90.

2. *Destructivité.* La destruction est une institution de la nature organique et inorganique, preuves, 91-95. — Défaut de destructivité, caractère qui en résulte, 95.— Son excès, *irritabilité, colère, rage. fureur, meurtre;* il faut d'autres conditions pour faire l'assassin; statistique des crimes contre les personnes, 96-99.— Hygiène de la destructivité; tableau des effets de la colère; éducation des enfants, des hommes apathiques, des individus d'un caractère opposé; l'irritabilité se brise contre la force d'inertie, 99-104.

3. *Acquisivité.* Nécessité de ce penchant. 104-105.—Son excès, caractère qu'il donne suivant la prédominance des autres facultés avec lesquelles il coïncide; conditions pour qu'il conduise au *vol;* statistique des crimes contre les propriétés; *avarice,* c'est une des formes de cet excès, 106-112. — Hygiène de ce penchant; s'il est trop faible chez l'enfant, chez l'homme, exemples, s'il est trop fort *idem;* influence des pénitenciers, on n'obtient rien sans l'éducation morale, 112-122,

C. *Affections.* Ce qu'elles sont, 123.

1. *Amativité.* N'existe qu'à une certaine époque de la vie, 124.— Résultats de son faible développement, de la non-satisfaction; la loi qui impose le *célibat* est une loi sacrilégé, 125-127.—Abus; comment l'homme en est averti, ses suites au physique et au moral; la passion érotique est aveugle et brutale, naturellement moins impérieuse chez la femme que chez l'homme, varie suivant les climats, les saisons; statistique, 127-133. Hygiène. Mauvaises habitudes chez les enfants, moyens d'y remédier. Modération de l'amour physique chez l'homme, 133-136.

2. *Philogéniture.* Est le complément du précédent, 136. — Excès, nuisible aux parents et aux enfants, comment, 137-140. — Défaut, ses fâcheuses conséquences; les parents doivent à leurs enfants de bons conseils et encore pl[illegible] bons exemples, 140-141.

3. *Affectionnivité.* Fondement de l'amitié, principe de la sociabilité, du *mariage;* point de vue physiologique du mariage, ses avantages; statistique, on ne connaît pas un seul centenaire célibataire; question de longévité, règles physiologiques pour les associations conjugales; du *divorce,* puisqu'il est dans la nature, il devrait être dans la loi, 141-148. — Défaut, rend mauvais coucheur. 148-149.— Excès, rend l'homme extrêmement malheureux par trop de sensibilité pour tout ce qui blesse ses affections, 149-150.

4. *Habitativité.* Source principale de la *nostalgie.* S'il est faible, homme cosmopolite et changeant; s'il est fort, homme casanier, routinier, à manies, 150-152.

5. *Amour de la vie.* Est indépendant de la richesse et de la pauvreté. Excès, caractère pusillanime en présence de la mort, moyen de le corriger, 152-153.— Défaut, porte au *suicide;* nombre des suicides trois fois plus grand que celui des assassinats, ses causes : 1° indépendantes de l'individu, 2° volontaires; questions en partie résolues par des travaux statistiques; suicides accidentels ou médités; combattre ces causes, suivant leur influence, à l'aide de la phrénologie et d'une éducation morale; le suicide peut-il être la satisfaction normale d'un besoin physiologique? Réponse: C'est une aberration physiologique, 154-171.

Caractères communs de tous les besoins instinctifs, 171.

CHAPITRE II. *Fonctions morales du cerveau.*

Ce sont les *sentiments* des phrénologistes.

1° *Secrétivité.* Nécessité de ce sentiment, 173.— Abus: du *mensonge,* moyen de l'empêcher chez l'enfant, la première faute en est aux parents et aux maîtres; chez l'homme, ruse, astuce, perfidie; leurs conséquences; la franchise plus utile et plus sûre, 174-180. — Défaut, ses inconvénients, 180-181.

2° *Circonspection.* En quoi cette faculté diffère de la précédente, 181. — Défaut, *étourderie*, ses suites, direction à suivre pour suppléer à ce défaut, détails pratiques, application à la médecine, etc. Le manque de circonspection compromet toutes les facultés, 182-186.— Excès, ses fâcheux effets, caractère qui en résulte, détails, application à la pratique de la médecine, autres applications, 186-190. — Règle dans son emploi, 191.

3° *Amour-propre,* ou *approbativité.* En quoi il consiste, ses différentes formes, *susceptibilité, vanité,* etc.; noble ambition, [illegible]ns résultats; éducation de ce sentiment, 192-196.

4° *Estime de soi.* Son impulsion primitive, son utilité dans de justes bornes, *fierté,* besoin de l'*indépendance*, 196. — Défaut, caractère qui en résulte, moyens d'exciter ce sentiment. Perversion, excès, *suffisance, présomption, arrogance, orgueil, folie;* hygiène appropriée, secours de la phrénologie. Ce sentiment fait les révolutions les plus saintes, et pousse aux désordres les plus condamnables, suivant les cas, 198-203.

5° *Fermeté.* Son impulsion primitive, 203.— Abus, *entêtement;* ce sentiment conduit, suivant les cas et l'ensemble des autres facultés, au despotisme et à l'esprit républicain ; correction, 204-206. — Défaut, ses inconvénients, affaiblit l'influence de l'éducation, 206-207.

6° *Justice.* Nouvelle définition de son impulsion fondamentale. Si ce sentiment est faible, suites déplorables ; moyen de le développer chez les enfants, 207-210. — S'il est exagéré, est nuisible comme tous les excès. Heureux résultats de son développement normal pour l'individu, pour la société ; *sens moral, tolérance,* 210-212.

7° *Bienveillance.* Ce qu'elle est, 212. — Excès, conduit à la bonhomie, à la faiblesse ; insulte au sentiment de justice, etc., 213. — De la *philanthropie,* elle n'est le plus souvent qu'une vertu incomplète, 214-215. — Défaut, insensibilité, indifférence, sécheresse, méchanceté ; mode de correction, 216.

8° *Espérance.* Utilité de son existence. Son absence rend la vie incomplète, conduit au suicide ; réveiller la foi dans l'avenir, 217-218. — Excès, empêche d'apprécier le présent à sa valeur ; amour du *jeu* et des loteries, calcul des probabilités, hygiène de ce penchant, 219-220.

9° *Vénération.* Sa véritable impulsion primitive ; la superstition et le fanatisme en sont une des aberrations. Inconvénients de son excès. Son défaut nuit à l'homme et à la société, comment ; rien ne peut remplacer la vénération ; de l'*incrédulité,* question religieuse renvoyée plus loin, 220-224.

10° *Merveillosité.* Jusqu'ici elle n'a pas été suffisamment justifiée ; services qu'elle rend à l'homme et à la société ; magie, sorcellerie, magnétisme ; crédulité enthousiaste ancienne et moderne. A quoi le physiologiste reconnaît qu'il y a excès de merveillosité ; soumettre les croyances au contrôle des facultés perceptives et de la réflexion, qui échelonne des degrés de probabilité, 225-228. — Défaut, rend notre vie incomplète ; moyen d'exciter le sentiment de merveillosité, 228-230.

11° *Idéalité.* Sa véritable action primordiale s'étend sur tous les sujets de l'activité humaine. Comment elle induit en erreur ; secours qu'elle prête à notre intelligence quand elle reste dans de justes limites. Comment elle nous berce d'illusions et nous donne le mépris du monde réel ; résultats pour l'organisme de cet excès ; moyen de le corriger, 230-234. — Défaut, vie égoïste, matérielle, incomplète. Pour développer l'idéalité, il faut la rattacher aux affections, etc., 234-236.

Point de contact et analogie des sentiments et des besoins instinctifs, 236.

CHAPITRE III. *Fonctions intellectuelles du cerveau.*

1° Ou elles sont perceptives simples ou perceptives créatrices ; 2° ou elles sont réflectives. Rapprochement des facultés précédentes, 238-240.

Effets du défaut et de l'excès de développement des facultés intellectuelles. Influence de différents groupes d'entre elles; génies spéciaux. Hygiène de ces différents cas, 240-244.

Facultés *réflectives*. En quoi consistent la *comparaison*, la *causalité* et la *raison*. Excès; comment ils sont nuisibles. Défaut, *idem*. Secours de ces facultés dans l'éducation, 245-247.

## TROISIÈME PARTIE.

### DE LA LOI MORALE ET DE L'ÉDUCATION.

Il manque à notre époque une *Hygiène morale*, 249.

Des *religions*. Ont pour éléments physiologiques la vénération, qui donne le sentiment religieux; la merveillosité, qui crée les formes du culte, et l'espérance, qui promet une vie future; jusqu'où s'étendent ces notions. Rôle de l'intelligence qui change le sentiment en idée, 250-254.

L'individu ne peut trouver en lui seul la véritable loi de ctivité des facultés; il faut qu'il observe les autres hommes. Lo de l'*harmonie des fonctions*, 254-257.

Développement de ce principe; il condamne celui de l'égoïsme, il se concilie avec la morale du dévouement; ce que c'est physiologiquement que le dévouement; c'est quelquefois une nécessité morale de notre état actuel, 257-259. — Difficultés de l'application, provenant de la diversité des organisations, de l'influence des modificateurs; obstacles dans la prédominance des masses instinctives dont l'éducation a jusqu'ici été négligée ou mal faite. Marche à suivre pour moraliser l'homme; il est plus ignorant que coupable, 259-263. — L'homme est autant le produit de son atmosphère physique et morale que de son organisation; manière de faire servir ses facultés dominantes au développement des plus faibles, 263.

La physiologie fait de la science du moral de l'homme une science naturelle. Question du libre arbitre facilement résolue, 264-265.

Résumé, 266-268.

Table analytique des matières, 269-274.



FIN.

www.ingramcontent.com/pod-product-compliance
Lightning Source LLC
LaVergne TN
LVHW020544230826
846091LV00002B/379

* 9 7 8 2 0 1 9 6 3 9 4 4 0 *